SERÁ QUE É ALZHEIMER?

DR. PETER V. RABINS

SERÁ QUE É ALZHEIMER?

TRADUÇÃO
EDUARDO RIECHE

astral
cultural

Copyright ©2021
© 2020 Johns Hopkins University Press
Todos os direitos reservados. Publicado por acordo com Johns Hopkins University Press, Baltimore, Maryland.
Título original: Is it alzheimer's?
Tradução para a Língua Portuguesa © 2020,
Todos os direitos reservados à Astral Cultural e protegidos pela
Lei 9.610, de 19.2.1998.
É proibida a reprodução total ou parcial sem a expressa anuência da editora.
Este livro foi revisado segundo o Novo Acordo Ortográfico da Língua Portuguesa.

Produção editorial Aline Santos, Bárbara Gatti, Jaqueline Lopes, Mariana Rodrigueiro, Natália Ortega e Renan Oliveira
Tradução Eduardo Rieche   Preparação de texto Audrya Oliveira
Revisão técnica Igor de Lima e Teixeira/neurocirurgião   Revisão: Alline Salles
Capa Mariana Rodrigueiro   Fotos Johns Hopkins University Press; Dr. Richard E. Power e Dra. Olga Pletnikova   Ilustrações Login/ Shutterstock; satori. artwork/Shutterstock; tabako_ua/ Shutterstock; TanyDAN/ Shutterstock

CIP-Brasil. Catalogação Na Publicação
Sindicato Nacional Dos Editores De Livros, Rj

R116s

    Rabins, Peter V.
      Será que é Alzheimer? / Peter V. Rabins ; [organização Natália Ortega] ; [tradução Eduardo Rieche]. – 1. ed. – Bauru [SP] : Astral Cultural, 2021.
    176 p. ; 23 cm.

    Tradução de: Is it alzheimer's?
    Inclui índice
    ISBN 978-65-5566-106-4

    1. Alzheimer, Doença de. 2. Distúrbios da memória em idosos. 3. Demência. I. Ortega, Natália. II. Rieche, Eduardo. III. Título.

21-69091
                                  CDD: 618.9768311
                                  CDU: 616.89-008.461-053.9

Leandra Felix da Cruz Candido - Bibliotecária - CRB-7/6135

 ASTRAL CULTURAL EDITORA LTDA

BAURU
Av. Duque de Caxias, 11-70
CEP 17012-151 - 8º andar
Telefone: (14) 3235-3878
Fax: (14) 3235-3879

SÃO PAULO
Rua Major Quedinho 11, 1910
Centro Histórico
CEP 01150-030

E-mail: contato@astralcultural.com.br

Este livro não pretende substituir os cuidados médicos, e o tratamento não deve se basear exclusivamente em seu conteúdo. Pelo contrário, o tratamento deve ser estabelecido em um diálogo entre o indivíduo e o seu médico. E esta obra foi escrita para ajudar nesse diálogo.

Será que é Alzheimer? não pretende substituir orientações médicas nem jurídicas, e não deve ser utilizado dessa maneira. A recomendação é sempre procurar um médico e um advogado para esclarecer dúvidas sobre seus autocuidados ou, quando autorizados, sobre os cuidados que devem prestar a outras pessoas.

Este livro contém discussões sobre a utilização de fármacos de maneira diversa da estabelecida em suas respectivas bulas. Isso significa que são mencionados alguns medicamentos cuja utilização aqui discutida ainda não foi aprovada pela *US Food and Drug Administration* (Administração de Alimentos e Medicamentos dos EUA) nem pela Anvisa (Agência Nacional de Vigilância Sanitária).

Essas discussões não pretendem ser um endosso ao uso desses medicamentos. Ao contrário, descrevem como eles são prescritos por alguns profissionais e mostram se há evidências científicas que apoiem o seu uso.

Peter Rabins não recebeu nenhum apoio financeiro de indústrias farmacêuticas nos últimos cinco anos.

O autor e a editora se empenharam para assegurar que os medicamentos discutidos neste livro estivessem em conformidade com as práticas da comunidade médica geral. Os medicamentos descritos não possuem, necessariamente, a aprovação específica da *US Food and Drug Administration* nem da Anvisa para utilização em doenças para as quais estão sendo indicados. Tendo em conta as pesquisas que ainda estão em andamento, as mudanças regulamentares governamentais e o constante fluxo de informações relacionadas à terapêutica medicamentosa e às reações adversas a fármacos, recomenda-se ao leitor que verifique a bula de cada remédio em busca de quaisquer alterações nas indicações e posologia, assim como alertas e precauções. Isso é ainda mais importante quando o medicamento recomendado for novo e/ou utilizado com pouca frequência.

SUMÁRIO

14 CAPÍTULO 1
Devo me preocupar com a minha memória?

22 CAPÍTULO 2
O que é demência?

52 CAPÍTULO 3
Quais são as causas da demência?

66 CAPÍTULO 4
Como reduzir o risco de desenvolver a doença de Alzheimer e a demência?

74 CAPÍTULO 5
Quais são os tratamentos disponíveis?

100 CAPÍTULO 6
Quais sugestões você daria aos cuidadores?

160 CAPÍTULO 7
Quais são as decisões mais difíceis que os cuidadores enfrentam?

PREFÁCIO

Este livro responde 101 das perguntas mais comuns que me são formuladas a respeito da doença de Alzheimer e de outras demências. Ele foi escrito para complementar o conteúdo do livro *Alzheimer: o dia de 36 horas*, que Nancy Mace e eu publicamos pela primeira vez há quase quarenta anos.

Algumas das perguntas que foram escolhidas para este livro abordam questões que especialistas divergem, mas, nestes casos, tentei indicar a ocorrência das diferentes opiniões, para que o leitor saiba que estou expressando uma opinião pessoal, mas que outros profissionais também experientes podem discordar. Tais divergências são inerentes à discussão de qualquer assunto que haja pesquisas em andamento e que ainda não tenha surgido consenso. Dois exemplos para ilustrar a situação são a prevenção da demência e as causas da doença de Alzheimer, que ainda são estudadas.

Ao longo de quarenta anos, tive o privilégio extraordinário de contar com professores e colegas capacitados e acolhedores. Muitas das respostas deste livro são influenciadas pelo que eles me ensinaram.

Nesse mesmo sentido, muitas respostas podem ser atribuídas a informações que colhi em conjunto com pacientes e cuidadores de pessoas com Alzheimer. Sou grato a todos os que contribuíram para este resultado, mas assumo total responsabilidade por quaisquer erros que possam conter neste livro.

Também fui beneficiário do apoio financeiro da Fundação T. Rowe e Eleanor Price, da cátedra Família Richman de Doença de Alzheimer e Distúrbios Relacionados na Universidade de Johns Hopkins, do Fundo Stempler para Pesquisas em Demência, do Instituto Nacional de Saúde Mental, do Instituto Nacional de Envelhecimento, do Instituto Nacional de Distúrbios Neurológicos e de Acidente Vascular Cerebral, e de muitos doadores individuais. Esse apoio foi fundamental para os esforços que empreendi na educação pública, incluindo a elaboração de *Será que é Alzheimer?*

1

DEVO ME PREOCUPAR COM A MINHA MEMÓRIA?

1. O que acontece com a memória e o pensamento à medida que envelhecemos?

A partir dos 30 ou 40 anos, a recuperação de informações das quais dispomos, especialmente nomes e palavras, se torna mais difícil. Algumas vezes, essa habilidade é chamada de *memória de recordação livre*, pois compreende a nossa tentativa de comunicar, em palavras e sem nenhuma pista, o conhecimento que temos armazenado no cérebro.

As pesquisas demonstraram que o indivíduo médio de 25 anos é capaz de lembrar entre seis e sete palavras de uma lista de dez palavras não relacionadas entre si, lidas vários minutos antes. O indivíduo médio de 75 anos, ao contrário, lembra cerca de cinco palavras daquela mesma lista. Isso significa que a *memória de recordação* livre diminui à medida que envelhecemos, mesmo que essa mudança não seja drástica.

Os resultados são diferentes se o experimento for alterado. O estudo começa da mesma maneira, fornecendo às pessoas uma lista de dez palavras para serem lembradas. Mas, em vez de pedir que as pessoas lembrem o máximo de palavras que puderem após a passagem de vários minutos, o pesquisador lhes fornece uma lista escrita de vinte palavras, das quais dez são as palavras que foram solicitadas a lembrar, e dez são novas.

Quando foi pedido para circular somente as dez palavras que foram inicialmente solicitadas, tanto as pessoas de 75 anos quanto as de 25 anos se saem igualmente bem. Isso sugere que a capacidade de reconhecer corretamente as informações registradas anteriormente, a *memória de reconhecimento,* não é afetada pelo envelhecimento normal.

Os diferentes resultados desses dois estudos demonstram que o envelhecimento não é acompanhado por um declínio em todos os tipos de memória.

Além disso, a *velocidade do desempenho,* tanto física quanto mental, diminui à medida que envelhecemos. Isso significa que pressionar os idosos para que eles executem rapidamente a tarefa os coloca em desvantagem. Se houver tempo suficiente, as pessoas mais velhas conseguem apresentar um desempenho satisfatório em vários testes.

2. Estou tendo problemas para lembrar os nomes de amigos e familiares, além de dificuldade em encontrar as palavras que pretendo dizer. Deveria me preocupar?

A definição de demência requer tanto um declínio no pensamento (também chamado de cognição) quanto um declínio na capacidade de realizar atividades cotidianas, como rotinas de trabalho, atividades domésticas e uso dos meios de transporte. Se não tiver acontecido um declínio no funcionamento diário como resultado de uma alteração cognitiva, você não atende aos critérios de demência.

<u>A memória de reconhecimento, ou seja, a capacidade de lembrar corretamente as informações registradas anteriormente diante de uma opção do tipo sim/não, não parece ser afetada pelo envelhecimento normal.</u>

Porém, tão logo os sintomas de demência começam a se desenvolver, existe um intervalo de tempo em que o funcionamento diário ainda não é afetado. Essa condição é chamada de *Comprometimento Cognitivo Leve* (CCL). Ela é definida por um declínio de 30 a 45% na memória ou em outra capacidade cognitiva (por exemplo, julgamento ou seguir instruções). Atualmente, submeter-se a um teste realizado por um neuropsicólogo é a melhor maneira de determinar se esse grau de declínio já se instaurou.

Os neuropsicólogos comumente aplicam testes que identificam quais foram as habilidades de uma pessoa ao longo de sua vida e testes que medem se houve algum declínio a partir daquele patamar.

Pessoas que têm preocupações persistentes sobre sua memória; que são avisadas por outros indivíduos que as conhecem bem que estão repetidamente esquecidas ou que não estão tendo um nível de desempenho considerado habitual; ou que acreditam que seus problemas cognitivos estejam interferindo em seu cotidiano, deveriam ser testadas por um especialista.

Os testes neuropsicológicos são demorados, caros e administrados por especialistas que não estão facilmente disponíveis. Essa é uma das razões pelas quais os cientistas vêm tentando descobrir exames de sangue e outras medidas biológicas (conhecidas como biomarcadores) para identificar pessoas que deveriam ser submetidas a testes aprofundados[1].

3. Existem benefícios para o paciente no diagnóstico precoce do Comprometimento Cognitivo Leve (CCL) e da demência? Se a resposta for positiva, quais são esses benefícios?

A maioria dos especialistas dessa área acredita que a identificação precoce do CCL e da demência incentivará as pessoas a redigir um testamento e até a constituir uma procuração permanente para saúde (*veja a pergunta 59*), caso ainda não o tenham feito.

A identificação precoce pode ajudar as pessoas a começarem a fazer as mudanças e as adaptações necessárias em suas vidas, tanto dentro como fora de casa. Também pode auxiliar os entes queridos e outras pessoas próximas ao paciente a perceberem que as alterações que vêm observando ao longo do tempo são provocadas por uma doença séria, que compromete gravemente o pensa-

---

[1] [N. do P.] Na verdade, a dificuldade em avaliações neuropsicológicas através do SUS existe e é muito grande. Geralmente, acontecem apenas em grandes centros de pesquisa e faculdades de Medicina, mesmo assim, são difíceis pela pouca quantidade de profissionais treinados. Os testes são bastante longos e, quando feitos no particular, são muito caros. A maioria dos convênios médicos não tem cobertura, porém são peça essencial na avaliação cognitiva.

mento, e não por resistências propositais ou dificuldades psicológicas.

Nenhum desses benefícios foi comprovado. Algumas pessoas me disseram que gostariam de saber o mais cedo possível se estão desenvolvendo demência, enquanto outras afirmaram que não gostariam de receber esse diagnóstico logo, a menos que já houvesse um tratamento definitivo.

Em minha opinião, a triagem universal deveria se tornar norma somente se isso contribuísse para melhorar os resultados do paciente ou se tratamentos modificadores da doença estivessem disponíveis.

> Um especialista em avaliação cognitiva deve testar uma pessoa que:
> - possui preocupações persistentes sobre sua memória;
> - tem sido avisada por outras pessoas que a conhecem bem que está repetidamente esquecida ou que não está tendo um nível de desempenho considerado habitual;
> - percebe a presença de problemas cognitivos e acredita que eles estejam interferindo de forma prejudicial em seu cotidiano.

4. Moro sozinho e estou muito preocupado com a minha memória. Faz alguns anos que estou tendo problemas intermitentes para me lembrar das coisas, mas, conversando com meus amigos, percebi que também estão na mesma situação. Falei sobre isso com meu médico de

confiança na última consulta, e ele me garantiu que não havia nada com que me preocupar. Mas agora estou receoso, pois comecei a ter problemas que não tinha antes, como preencher meu talão de cheques, algo que sempre fiz sem dificuldade alguma e, no ano passado, precisei de ajuda para preencher minhas declarações de impostos, outra coisa que sempre fiz sozinho. Eu deveria ser avaliado? Em caso afirmativo, deveria procurar um especialista em memória?

A dificuldade em encontrar palavras ou, ocasionalmente, trocar as chaves ou os óculos de lugar se torna mais comum à medida que as pessoas envelhecem, é um processo natural (*veja a pergunta 1*). No entanto, a dificuldade em realizar atividades que anteriormente estavam dentro das capacidades de uma pessoa, como preencher um talão de cheques, fazer transações bancárias via internet, elaborar declarações de impostos, preparar refeições e ser eficaz no trabalho, não.

Minha sugestão como profissional é que você entre em contato com o seu médico de confiança novamente e lhe conte sobre os seus novos sintomas. Insista nos sinais que mudaram e que preocupam você.

De modo geral, os médicos de atenção primária (também conhecidos como clínico-geral) são capazes de avaliar os pacientes quanto aos indícios de demência, porém quando uma pessoa jovem (entende-se um indivíduo com menos de 65 anos) vem apresentando dificuldade de pensamento durante várias semanas ou meses, ou desenvolveu sinais de doenças neurológicas, como fraqueza, tremor, agitação, contração muscular ou dormência nas mãos ou nos pés, ela deve procurar um especialista em demência o quanto antes.

Caso seu médico não esteja transmitindo confiança no diagnóstico, aconselho verificar com o profissional se ele é capaz de avaliá-lo com precisão, ou se prefere encaminhá-lo a um especialista mais experiente.

2

O QUE É DEMÊNCIA?

5. O que é demência?

Demência é um termo genérico que se refere a qualquer doença que possua estas quatro características:

- Tem início na idade adulta;
- Provoca declínio em dois ou mais aspectos cognitivos (como memória, organização de informações, linguagem, raciocínio matemático, percepção ou julgamento);
- Causa declínio na capacidade de realizar pelo menos uma atividade da vida cotidiana relacionada aos autocuidados, ao trabalho ou à independência;
- Não afeta o nível de alerta ou a capacidade de prestar atenção.

Existem cem ou mais doenças que provocam demência. Todas elas atendem a esses quatro critérios, mas se diferem nos aspectos cognitivos específicos que são afetados, nos sintomas neurológicos que desencadeiam, na rapidez com que evoluem, no que as causa e na maneira como são tratadas.

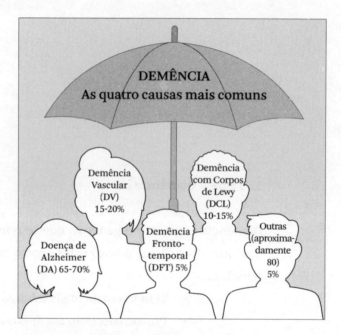

Existem mais de 99 causas de demência. As quatro mais comuns são doença de Alzheimer, Demência com Corpos de Lewy, Demência Vascular e Demência Frontotemporal.

A doença de Alzheimer é a causa mais comum de demência. O diagnóstico da doença de Alzheimer "definitiva" exige evidências das alterações específicas no cérebro — descritas na *pergunta 7*, porém quando o médico usa os seguintes critérios na avaliação de um paciente, a autópsia confirma 90% das vezes, com o diagnóstico dado, baseado em algumas respostas:

1. Demência lentamente progressiva, o que significa que a pessoa vem apresentando um lento agravamento na memória ou outras dificuldades cognitivas (de pensamento) há mais de seis meses.

2. Falta de evidências de qualquer outra das 99 causas de demência após exames físicos, neurológicos e psiquiátricos, além de exames de laboratório e imagens cerebrais.

3. A presença de **comprometimento da memória** somada a **pelo menos um dos seguintes aspectos:**

- Comprometimento da função executiva (abstração, julgamento, iniciação e persistência e interrupção do pensamento ou ação);
- Comprometimento da expressão da linguagem (chamado de afasia);
- Comprometimento da realização de atividades cotidianas (chamado de apraxia) que não seja atribuível à perda de força ou sensibilidade;
- Comprometimento da percepção visual do mundo de maneira precisa (chamado de agnosia visual).

4. Se o paciente tiver menos de 70 anos, **uma tomografia por emissão de pósitrons (PET scan) ou marcadores de líquido cefalorraquidiano com resultado positivo para proteínas amiloides,** sustentando a hipótese da presença da doença de Alzheimer.

6. Todos os casos de doença de Alzheimer começam com comprometimento da memória?

Apesar de o primeiro sintoma da maioria das pessoas com doença de Alzheimer ser a dificuldade em se lembrar de novas informações, nem todos apresentam tal comprometimento. Ocasionalmente, os primeiros sintomas podem ser a dificuldade em encontrar as palavras e expressá-las (*veja a pergunta 18*), a dificuldade em perceber com precisão o mundo ao seu redor, a diminuição da capacidade de funcionamento no trabalho ou em casa (*veja a pergunta 8*) ou a apatia.

7. É verdade que a doença de Alzheimer só pode ser diagnosticada na autópsia?

Se o médico seguir os critérios descritos na *pergunta 5*, então a autópsia confirmará, em cerca de 90% das vezes, o diagnóstico de doença de Alzheimer feito ainda em vida. Nos 10% restantes, uma ou várias das outras doenças que causam a demência estarão presentes. É provável que, no futuro, alguma combinação de tomografia por emissão de pósitrons para detecção de proteínas amiloides (*veja as perguntas 9 e 10*), tomografia por emissão de pósitrons para detecção de proteínas tau ou mensurações de produtos da decomposição das proteínas amiloides e tau no líquido cefalorraquidiano aprimorem a precisão do diagnóstico feito em vida, mas a utilidade de tais testes ainda não foi comprovada.

Na autópsia, a doença de Alzheimer é caracterizada por estruturas anormais, chamadas de placas neuríticas e emaranhados neurofibrilares. As placas consistem em um núcleo de *proteína amiloide* envolto por uma mistura de produtos da decomposição das células cerebrais. Elas estão localizadas no tecido entre as células. Os emaranhados consistem em fibrilas retorcidas da proteína tau. Eles estão localizados dentro das células. A *pergunta 26* aborda tais estruturas mais detalhadamente.

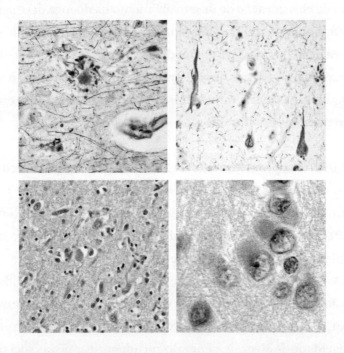

Achados microscópicos em três doenças que causam demência. A placa neurítica (*canto superior esquerdo*) e os emaranhados neurofibrilares (*canto superior direito*) são característicos da doença de Alzheimer; os corpos de Lewy corticais (*canto inferior esquerdo*) são característicos da Demência com Corpos de Lewy; e os corpos de Pick (*canto inferior direito*) são característicos da Demência Frontotemporal (DFT).
Cortesia do Dr. Richard E. Power e da Dra. Olga Pletnikova.

8. Ouvi dizer que existem estágios da doença de Alzheimer. Como eles são identificados?

Existem várias descrições amplamente conhecidas sobre como a doença de Alzheimer evolui. Cada uma delas tem pontos fortes e fracos. Sou a favor de um modelo de três estágios, descrito, pela primeira vez, no início da década de 1950. Sempre haverá uma variação significativa em todas as doenças, portanto qualquer descrição de classificação do desenvolvimento da doença deve ser entendida como uma generalização. O indivíduo diagnosticado com doença de Alzheimer vive em média dez anos, e cada estágio dura, aproximadamente, três anos. Porém, do primeiro sintoma à morte, algumas pessoas levam de três a quatro anos, enquanto outras vivem por mais de vinte anos.

Estágio 1: Comprometimento da Memória e da Função Executiva
Nesse estágio, as pessoas têm dificuldade em aprender novas informações, mas se lembram de informações do passado mais remoto. Também têm dificuldade em organizar atividades mais complexas e podem cometer discretos erros sociais.

A *função executiva* refere-se a um conjunto de habilidades que são cruciais para organizar a vida. Elas incluem saber quando iniciar, continuar, mudar e interromper uma atividade, bem como a capacidade de abstrair, generalizar e identificar pistas sociais.

Em geral, as pessoas que se encontram nesse estágio permanecem independentes, no entanto, capacidade de independência diminui à medida que a doença evolui. Os indivíduos deveriam ser encorajados a continuar praticando atividades das quais sempre gostaram, a participar de eventos familiares e a permanecer socialmente ativos, desde que não exista risco significativo de danos a eles ou a outras pessoas. Alguns pacientes são capazes de trabalhar, mas talvez seja exigida uma supervisão reforçada.

Estágio 2: Sintomas Corticais
Esse estágio é caracterizado por comprometimentos em três diferentes aspectos cognitivos: linguagem, práxis e percepção visual.

Considerando-se que há variações no modo como cada capacidade fica comprometida em cada pessoa, é importante identificar as habilidades e as limitações remanescentes de cada indivíduo em cada uma dessas capacidades. Os sintomas desse estágio são chamados de corticais, pois essas funções estão localizadas na camada externa do cérebro, o córtex.

Linguagem: As pessoas com doença de Alzheimer podem desenvolver problemas tanto em expressar-se por meio de palavras quanto em entender o que lhes está sendo dito. Esses comprometimentos de linguagem são referidos clinicamente como afasia. São semelhantes ao que acontece quando as pessoas sofrem um acidente vascular cerebral ou outra lesão qualquer nas áreas de linguagem.

Esses prejuízos à linguagem fazem com que as pessoas tenham dificuldade em se expressar. Às vezes, quem possui afasia diz uma palavra que não pretende dizer; outras vezes, diz palavras que não têm significado algum ou não consegue expressar o que deseja falar. A afasia pode resultar na impossibilidade de uma pessoa responder perguntas com precisão. Por exemplo, o paciente pode não ser capaz de comunicar que está sentindo dor nem de descrever quando e onde está doendo.

As pessoas que não conseguem entender o que lhes está sendo dito terão dificuldade em seguir as instruções. Isso pode ser testado solicitando que elas executem uma tarefa com múltiplas etapas. Por exemplo, se o pedido for "leve a louça para a cozinha e traga a sobremesa", elas podem dar um passo, mas não o próximo, ou apenas ficar encarando o interlocutor que está lhes fazendo o pedido.

De modo geral, a comunicação com uma pessoa que está sofrendo de afasia, ou comprometimento da linguagem, pode ser aprimorada usando frases ou sentenças curtas em vez de frases longas e complexas; repetindo sucintamente o que você acabou de dizer ou pedir; usando comunicação não verbal, como as pistas visuais (apontar, por exemplo) e o toque; e pedindo que a pessoa execute uma tarefa por vez, em vez de fazer solicitações que envolvam múltiplas etapas.

Especialistas da fala e da linguagem, psicólogos, enfermeiros e médicos podem ajudar a identificar maneiras de melhorar a comunicação com um indivíduo específico.

> A comunicação com uma pessoa que está com problemas para se expressar e entender a linguagem falada pode ser aprimorada da seguinte forma:
> - falando frases ou sentenças curtas, em vez de frases longas e complexas;
> - repetindo sucintamente o que você acabou de dizer ou pedir;
> - usando comunicação não verbal, como as pistas visuais (apontar, por exemplo) e o toque;
> - pedindo que ela execute uma tarefa por vez, em vez de fazer solicitações que envolvam múltiplas etapas.

Práxis: A palavra apraxia refere-se à incapacidade de realizar uma atividade física (ou motora) aprendida, embora a força e a sensibilidade estejam dentro da normalidade. Exemplos incluem dificuldade em se vestir, cozinhar, tomar banho e usar talheres.

Como todos os demais sintomas da doença de Alzheimer, esses comprometimentos se desenvolvem gradualmente. Talvez uma pessoa ainda seja capaz de executar partes da atividade, mas não seus aspectos mais complicados. Por exemplo, um indivíduo pode ser capaz de vestir uma calça ou uma blusa, mas ser incapaz de colocar um cinto, um sutiã ou de fechar um zíper.

Ao observar uma pessoa com apraxia, muitas vezes você acabará descobrindo o que ela ainda é capaz de fazer por conta própria e com quais atividades ela precisa de ajuda. Se alguém estiver com dificuldade em se vestir, observe se consegue vestir as calças, mas não colocar um cinto.

<u>O objetivo de ajudar as pessoas com habilidades comprometidas é permitir que elas façam tudo o que conseguem fazer, ajudando-as, ao mesmo tempo, a realizar o que não conseguem.</u>

Os objetivos de auxiliar as pessoas com habilidades comprometidas são maximizar sua independência e, ao mesmo tempo, ajudá-las a realizar o que não conseguem fazer por conta própria. Por exemplo, um indivíduo que está desenvolvendo dificuldade em utilizar talheres perderá gradualmente essas habilidades dentro de alguns meses ou anos. A tarefa mais complexa é usar uma faca, enquanto a mais simples é usar uma colher.

Para as pessoas que vêm apresentando dificuldades em usar a faca, mas ainda conseguem usar outros utensílios, partir o alimento na cozinha antes de levá-lo à mesa permitirá que elas comam com um garfo e uma colher. Isso significa que essas pessoas são totalmente independentes. Como não há faca à mesa, você também as terá ajudado a evitar o objeto com o qual têm dificuldade.

Orientar as pessoas para detalhar as tarefas com as quais estão tendo dificuldades — ou seja, explicar cada passo à medida que for avançando — pode acalmá-las e permitir que aceitem ajuda para se vestir, tomar banho, levantar-se de uma cadeira e se alimentar.

Percepção visual: Os indivíduos com doença de Alzheimer desenvolvem, gradualmente, dificuldades em vários aspectos da percepção visual. Esses comprometimentos são chamados de agnosias. Algumas pessoas com agnosia são incapazes de reconhecer rostos ou lugares familiares. Outras são incapazes de observar mais de uma coisa de cada vez, mesmo quando há vários objetos à sua frente. Por exemplo, elas podem relatar que existem apenas ervilhas em um prato, quando, na verdade, existem inúmeros outros itens. Quem sofre de agnosia talvez reconheça as outras pessoas por suas vozes, mas não ao olhar para elas.

Ser incapaz de reconhecer lugares já conhecidos significa que o indivíduo nunca conseguirá se sentir em um ambiente familiar. Essa é uma fonte comum de aflição em pacientes com demência, mas abraçar a pessoa, estimulá-la a conversar e encontrar atividades que ela possa apreciar pode ajudá-la a se sentir conectada.

Estágio 3: Declínio Físico
Problemas para andar, para deglutir e para controlar a micção e os movimentos intestinais se desenvolvem de maneira gradual nesse estágio. Não necessariamente as pessoas apresentam todos esses impedimentos, e não é possível determinar quem irá ou não desenvolver qualquer um deles.

As pessoas com sintomas do estágio três precisam de mais apoio físico. Elas podem precisar de ajuda para ir ao banheiro e caminhar. À medida que o estágio vai evoluindo, talvez os alimentos precisem ser cortados em pedaços bem pequenos ou transformados em purê para auxiliar na deglutição. As quedas se tornam comuns, e algumas pessoas perdem a capacidade de andar.

9. Como as neuroimagens funcionam? Elas conseguem detectar a demência e suas causas específicas?

As neuroimagens recorrem a uma variedade de partículas atômicas para visualizar o conteúdo do cérebro. As radiografias comuns são capazes de distinguir ossos de água, mas não visualizam o tecido cerebral, pois ele é constituído principalmente de água.

A **tomografia computadorizada** do cérebro tira múltiplas imagens radiográficas a partir de diferentes ângulos. Um programa de computador reúne essas informações e gera uma imagem dos tecidos moles do cérebro e dos ossos do crânio.

A **ressonância magnética** usa um forte ímã para gerar um campo magnético bastante breve. Isso promove o "alinhamento" das moléculas de água e resulta em uma imagem que pode ser capturada em uma tela de computador. As imagens por ressonância magnética permitem visualizar diretamente o tecido cerebral, o fluxo sanguíneo e as células cerebrais efetivamente ativas.

A tomografia computadorizada e a ressonância magnética não são capazes de diagnosticar a doença de Alzheimer. Esses exames conseguem detectar acidentes vasculares cerebrais antigos e novos, tumores cerebrais, abscessos cerebrais, *Hidrocefalia de Pressão Normal* (HPN) e hematomas subdurais (acúmulos de sangue entre o revestimento externo do cérebro e a camada média de tecido cerebral, que exercem pressão sobre o cérebro e produzem sintomas).

As **tomografias por emissão de pósitrons** fazem uso de produtos químicos radioativos que são conjugados com algum outro composto específico e injetados na corrente sanguínea de uma pessoa. Esses compostos radioativos emitem uma partícula chamada pósitron, que é convertida em imagens.

As tomografias por emissão de pósitrons com glicose (fluordeoxiglicose ou FDG) podem detectar padrões distintos de diminuição de metabolismo cerebral, compatível com a doença de Alzheimer e a demência do lobo frontotemporal.

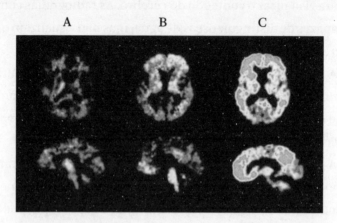

Tomografia por emissão de pósitrons para detecção de placas beta-amiloides, mostrando uma série de depósitos amiloides no cérebro de pessoas com cognição normal ou com doença de Alzheimer. A — Não mostra nenhuma evidência de depósitos amiloides no cérebro de alguém com cognição normal. B — Mostra alguma evidência de depósitos amiloides no cérebro de alguém com mais de setenta anos e com cognição normal. C — Mostra um significativo depósito amiloide no cérebro de alguém com doença de Alzheimer.

A tomografia por emissão de pósitrons para detecção de proteínas amiloides mostra se a proteína anormal está presente no cérebro e, em caso positivo, qual é a sua localização.

As **tomografias por emissão de fóton único** usam partículas radioativas chamadas de fótons. As imagens são menos detalhadas do que as produzidas por exames de tomografia por emissão de pósitrons e mais baratas. Esse tipo de tomografia é usado para diagnosticar Demência com Corpos de Lewy e Demência da Doença de Parkinson.

10. Por que a tomografia por emissão de pósitrons para detecção de proteínas amiloides só é útil se a pessoa tiver menos de setenta anos?

Após os setenta anos, muitas pessoas com funções cognitivas normais apresentam resultados positivos nos exames de tomografia por emissão de pósitrons para detecção de proteínas amiloides, o que significa que as imagens evidenciam a existência de placas beta-amiloides depositadas em seus cérebros. Isso está demonstrado na figura da *pergunta 9*.

Ainda não se sabe se todos os indivíduos acima dessa idade que apresentam funções cognitivas normais, mas com alguma anormalidade na tomografia para detecção de proteínas amiloides, acabarão desenvolvendo a doença de Alzheimer.

11. Se não existe nenhum exame de sangue para detectar a doença de Alzheimer, por que coletaram sangue quando o meu marido foi avaliado?

O sangue é coletado como parte da avaliação de demência porque várias doenças clínicas podem causar os seus sintomas. Dentre elas, estão a deficiência de vitamina B12 e doenças da tireoide, do rim, do fígado e das glândulas suprarrenais. Os exames de sangue podem detectar essas e outras causas potenciais de demência passíveis de serem tratadas. Existem exames de sangue específicos para identificar algumas causas incomuns de demência; eles podem ser solicitados pelo médico, caso haja alguma suspeita.

É possível, porém muito difícil, monitorar os níveis sanguíneos de certos medicamentos a fim de determinar se a dosagem está muito alta ou se há um possível comprometimento cognitivo decorrente disso. Os cientistas vêm trabalhando para desenvolver exames de sangue que ajudem a diagnosticar a doença de Alzheimer, mas até o momento não se mostraram suficientemente precisos.

12. Existem testes específicos para diagnosticar as outras 99 formas de demência?

Cada uma das outras formas ou causas de demência possui um quadro clínico diferente da doença de Alzheimer. Como consequência, chegar ao diagnóstico correto depende dos seguintes fatores:

Das informações que o médico conseguir extrair sobre sintomas e queixas. Suspeita-se de um distúrbio que não seja a doença de Alzheimer quando os sintomas surgem repentinamente, não se agravam com o tempo, aparecem quando um novo medicamento começa a ser administrado ou estão presentes há apenas alguns meses.

Das conclusões das avaliações dos estados físico e mental. Suspeita-se de um distúrbio que não seja a doença de Alzheimer se houver fraqueza, perda de sensibilidade, instabilidade, sonolência persistente ou depressão no momento em que o paciente é avaliado pela primeira vez.

Dos resultados dos exames de laboratório. Os resultados podem sugerir uma patologia diferente da doença de Alzheimer.

Todas as pessoas com suspeita de demência deveriam se submeter a uma avaliação exaustiva, pois isso poderá ajudar a detectar uma causa potencialmente tratável de seus sintomas.

13. O Comprometimento Cognitivo Leve (CCL) se encaixa sob a classificação de demência? Qual é a probabilidade de uma pessoa com CCL desenvolver demência?

O CCL pode ser entendido como uma condição intermediária entre o envelhecimento normal e a demência. A avaliação para detectar o CCL e a demência é a mesma, mas no CCL:

- A pessoa pode apresentar declínio em um único aspecto cognitivo;
- O declínio nesse aspecto cognitivo não é tão grave quanto o declínio observado na demência, mas é maior do que o observado no envelhecimento normal;
- A pessoa talvez não esteja enfrentando nenhum declínio no funcionamento diário.

A definição técnica de CCL pressupõe que a pessoa apresente um declínio em um teste de desempenho cognitivo com desvio-padrão entre 1,5 e 2 pontos, quando comparada a pessoas semelhantes em idade e grau de escolaridade. Nesse caso, há uma probabilidade de 30 a 65% de que o declínio seja significativo, enquanto o diagnóstico de demência exige uma probabilidade de 95%.

Todos os anos, cerca de 10% das pessoas com CCL desenvolvem demência após o recebimento do diagnóstico. Isso significa que cerca de 50% das pessoas com diagnóstico de CCL atenderão aos critérios de demência até o quinto ano após o diagnóstico.

Naquelas pessoas com CCL que desenvolvem demência, a doença de Alzheimer é, frequentemente, a patologia subjacente, mas o CCL também pode ser o sintoma mais precoce de outras doenças causadoras de demência, incluindo a Demência Vascular, a Demência com Corpos de Lewy e a Demência da Doença de Parkinson.

Aproximadamente, 25% das pessoas que atendem aos critérios de CCL retornam à normalidade um ano depois, mas esses indivíduos ainda correm um risco maior de desenvolver demência em longo prazo.

14. Levei minha esposa ao centro de avaliação de memória da nossa região e os profissionais de lá recomendaram testagens neuropsicológicas. Isso me pareceu um pouco inacessível financeiramente. Será que vale a pena ir adiante com isso?

Existem dois níveis de testagem cognitiva. Médicos clínicos-gerais, neurologistas, geriatras e psiquiatras administram testes cognitivos rápidos, que duram de cinco a dez minutos. Esses testes avaliam habilidades de memória, função executiva, percepção e linguagem (*veja a pergunta 8*).

Os neuropsicólogos são treinados para administrar baterias de testes muito mais detalhados e abrangentes. Os resultados dessas testagens são muito úteis para se chegar a um diagnóstico preciso, avaliar a gravidade da demência ou fazer indicações de tratamento. Pelo fato de ser uma testagem cara e demorada, eu recomendo apenas nas circunstâncias mencionadas a seguir.

Os testes administrados por neuropsicólogos são particularmente úteis para distinguir o envelhecimento normal dos primeiros sinais de *Comprometimento Cognitivo Leve* (CCL) e de demência (*veja a pergunta 2*). A testagem aprofundada é proveitosa quando uma pessoa sofre, ou suspeita-se que sofra, de depressão, pois certos testes podem ajudar a distinguir um transtorno de humor de um distúrbio cognitivo — ou podem sugerir que ambos estejam presentes. Os testes neuropsicológicos também são úteis para identificar quais aspectos da cognição estão relativamente preservados e quais estão mais severamente comprometidos. Essa determinação pode ajudar a identificar uma causa específica de demência.

A testagem neuropsicológica é útil em situações incomuns; por exemplo, quando o indivíduo é jovem e está tendo problemas no trabalho ou apresentando sintomas com causa desconhecida. Mesmo que não esteja claro se a pessoa está manifestando os primeiros sintomas de CCL ou de demência, os testes neuropsicológicos podem fornecer dados de referência, aos quais testagens subsequentes poderão ser comparadas.

15. A minha mãe recebeu o diagnóstico de Demência Vascular por seu médico de confiança, que é clínico-geral. Mesmo com diagnóstico, é importante saber qual é a causa da demência?

A Demência Vascular é a causa mais difícil de demência de ser diagnosticada com precisão. Até mesmo quando o diagnóstico de Demência Vascular é feito por especialistas, existe uma margem de erro entre 25e 50% das vezes, tomando-se a autópsia como padrão. Quase sempre, o diagnóstico correto é doença de Alzheimer.

No entanto, na última década, ficou claro que a relação entre doença de Alzheimer e Demência Vascular é complexa. As duas ocorrem simultaneamente, mais do que se poderia esperar. Isso levou muitos especialistas a concluírem que, provavelmente, a doença cerebrovascular contribui para o desenvolvimento da doença de Alzheimer.

A Demência Vascular é diagnosticada com mais precisão quando há sinais de acidente vascular cerebral prévio no exame neurológico e evidências de um ou mais acidentes vasculares cerebrais na ressonância magnética ou na tomografia computadorizada do cérebro. Alguns médicos, no entanto, fazem o diagnóstico quando uma ressonância magnética do cérebro aponta evidências de alterações compatíveis com a doença cerebrovascular, sem evidências de acidente vascular cerebral.

Em meu entender, qualquer pessoa que tenha recebido um diagnóstico de provável Demência Vascular deveria ser cuidadosamente avaliada quanto à presença da doença de Alzheimer, e os tratamentos deveriam ser levados em consideração, pois ambas as doenças podem estar presentes.

Acredito que é importante obter um diagnóstico o mais preciso possível. Se o diagnóstico for Demência Vascular e futuros acidentes vasculares cerebrais puderem ser evitados, a pessoa não irá apresentar piora. Algumas causas de demência, incluindo a *Hidrocefalia de Pressão Normal* (HPN) (*veja a pergunta 92*) e o hematoma subdural crônico, podem ser tratadas cirurgicamente. Um diagnóstico preciso também determinará se serão prescritos medicamentos contra a doença de Alzheimer ou medicamentos contra a Demência com Corpos de Lewy. Obter um diagnóstico preciso ajuda a prever o desenvolvimento futuro de novos sintomas, informações que são importantes para o planejamento de cuidados.

16. O que é a Demência com Corpos de Lewy? Como ela é diagnosticada e tratada?

Na década de 1980, a *Demência com Corpos de Lewy* (DCL) foi identificada como uma causa comum de demência. O corpo de Lewy é o marcador patológico microscópico da doença de Parkinson que pode ser observado, geralmente, em uma área muito específica do cérebro, chamada de substância nigra.

A DCL foi identificada, pela primeira vez, na Inglaterra, quando um grupo de médicos notou que alguns pacientes que haviam sido diagnosticados em vida com doença de Alzheimer apresentavam, na autópsia, corpos de Lewy (*veja a figura da pergunta 9*) na camada externa de seus cérebros, o córtex. Quando esses médicos examinaram os prontuários daqueles pacientes, perceberam que alucinações visuais e parkinsonismo leve (significando sintomas análogos aos da doença de Parkinson) estavam presentes em quase todos eles, em geral, desde uma fase muito precoce da doença.

A DCL é diagnosticada quando tanto a demência quanto os sintomas análogos aos da doença de Parkinson se desenvolvem dentro do período de um ano entre si. Aproximadamente 85% das pessoas com DCL têm alucinações visuais. A tomografia por emissão de fóton único do transportador de dopamina (neuroimagem de DAT) (*veja a pergunta 9*) mostra-se anormal na Demência com Corpos de Lewy.

17. A doença de Parkinson causa demência?

Os especialistas discutiram essa questão antes do surgimento de bons tratamentos contra a doença de Parkinson, porque era difícil distinguir a lentidão e a voz baixa, características da patologia e das alterações cognitivas da demência.

Por serem muito eficazes, os medicamentos para tratar o Parkinson melhoraram drasticamente a qualidade de vida, reduziram os sintomas relacionados aos movimentos e prolongaram a expectativa de vida do paciente, mas também revelaram que metade ou mais da metade das pessoas portadoras da doença poderão desenvolver um declínio da capacidade cognitiva em algum momento da enfermidade. Isso é conhecido como *Demência da Doença de Parkinson* (DDP).

Muitas pessoas com doença de Parkinson não evoluem para o declínio da capacidade cognitiva, mesmo após vários anos de sintomas físicos. Alguns pacientes também desenvolvem a doença de Alzheimer, uma vez que ambas as patologias se tornam comuns à medida que as pessoas envelhecem.

Os indivíduos com Demência da Doença de Parkinson sentem bastante dificuldade em acessar as informações que sabem e possuem problemas precoces com a percepção visual. Muitas pessoas com essa enfermidade são capazes de encontrar as respostas certas ou realizar atividades corretamente, caso lhes seja dado tempo suficiente. Essas características não são de demência, mas, sim, de lentidão.

A Demência da Doença de Parkinson é diagnosticada quando uma pessoa sofre de Parkinson há mais de um ano antes do início dos sintomas de demência. De maneira geral, esses indivíduos apresentam comprometimentos na memória, na função executiva e na percepção, mas não no idioma ou na práxis, por exemplo (*veja a pergunta 8 para uma discussão sobre esses sintomas*).

A tomografia por emissão de fóton único do transportador de dopamina (neuroimagem de TDA) mostra-se anormal tanto na doença de Parkinson quanto na demência da doença de Parkinson (*veja a pergunta 9*).

> A lentidão mental e a lentidão física podem ser causadas pela doença de Parkinson, porém isso não é a mesma coisa que demência. Muitas pessoas com doença de Parkinson são capazes de encontrar a resposta certa ou fazer algo corretamente, se tiverem tempo suficiente. Isso não é demência, mas lentidão.

18. Qual a denominação de demência frontotemporal? E o que são taupatias?

A *Demência Frontotemporal* (DFT), também chamada de *Demência Lobar Frontotemporal* (DLFT), refere-se a um grupo de doenças com diferentes sintomas clínicos, mas que possuem anormalidades microscópicas semelhantes. Anormalidades distintas são encontradas na tomografia por emissão de pósitrons com glicose (FDG) e na ressonância magnética (*veja a figura da pergunta 9*).

O nome da doença deriva da localização primária das anormalidades cerebrais. A DFT começa nos lobos frontais, nos lobos temporais ou, em alguns casos, em ambos. Por outro lado, a doença de Alzheimer se origina em estruturas mais profundas do cérebro e, nas imagens obtidas em tomografias por emissão de pósitrons, as anormalidades são observadas nos lobos parietais.

Nos estágios iniciais da DFT, é frequente que os sintomas possam ser divididos em duas categorias. A *variante linguística* da DFT começa com comprometimentos na expressão ou na compreensão da linguagem falada. Em algumas formas dessa variante, as pessoas estão cientes de suas dificuldades em falar e sentem-se frustradas, contudo em outras formas, elas desconhecem seus déficits. A *variante comportamental* da DFT tem início nos lobos frontais, a parte do cérebro que controla a função executiva, os aspectos do pensamento que fiscalizam, supervisionam e coordenam as funções cognitivas (*veja as perguntas 8 e 18*).

A função executiva intacta é a base para a flexibilidade mental e a compreensão das pistas sociais. Dada a complexidade e a sutileza da função executiva, não é de surpreender que a detecção dos sintomas no início da doença possa ser uma tarefa tão difícil. Manifestações precoces de uma função executiva comprometida incluem apatia (dificuldade e falta de vontade em iniciar as atividades), inflexibilidade em situações penosas, linguagem ou comportamento socialmente inadequados, gastos indevidos e dificuldade em atender às demandas do trabalho, da manutenção doméstica ou do pagamento de impostos.

Em geral, durante os primeiros anos da doença, a memória fica intacta em ambas as variantes. Este é um exemplo de por que a perda de memória não é uma condição necessária para o diagnóstico de demência. Com o tempo, porém, as pessoas normalmente desenvolvem sintomas de ambas as variantes. Atualmente, cerca de um terço das pessoas com DFT apresenta uma causa genética para sua doença e, na maioria dos indivíduos com a patologia, não é possível detectar nenhuma causa.

Na autópsia, a DFT é caracterizada microscopicamente por depósitos de proteínas tau, perda de células nos lobos frontal e/ou temporal e um padrão com aspecto de bolhas, chamado de *Degeneração Granulovacuolar* (DGV) (*veja a figura da pergunta 7*). Algumas pessoas com DFT também têm corpos de Pick (outra anormalidade microscópica descrita pela primeira vez pelo Dr. Alzheimer, no ano de 1911) e/ou a proteína anormal TDP-43.

O termo taupatia é usado para se referir a qualquer doença caracterizada por depósitos de proteínas tau observados ao microscópio. Além da DFT, uma dessas doenças é a *Paralisia Supranuclear Progressiva* (*PSP*). As pessoas portadoras dessa doença tornam-se rígidas, o pescoço fica curvado para trás, os movimentos e os pensamentos ficam mais lentos, e a capacidade de mover voluntariamente os olhos diminui.

A *Degeneração Ganglionar Corticobasal* (*DCB*) é outra taupatia. As pessoas com DCB são incapazes de reconhecer ou usar seus braços ou pernas, mesmo que não haja evidências de fraqueza em tais membros.

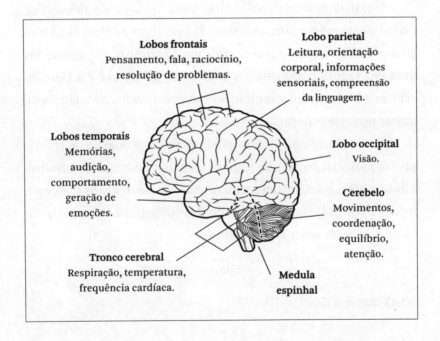

19. O que é a angiopatia amiloide cerebral? Meu pai foi diagnosticado no ano passado, aos 51 anos de idade, e não consegue mais viver sozinho.

A *Angiopatia Amiloide Cerebral* (AAC) é uma doença em que acidentes vasculares cerebrais de repetição levam à demência. É causada pelo depósito de proteínas beta-amiloides ao longo das paredes dos vasos sanguíneos cerebrais. Esses depósitos enfraquecem as paredes dos vasos sanguíneos e provocam seu rompimento. O sangramento resultante no cérebro é chamado de acidente vascular cerebral hemorrágico.

De modo geral, a AAC se desenvolve na meia-idade. Por terem sofrido vários acidentes vasculares cerebrais, as pessoas com AAC, muitas vezes, tornam-se incapazes de cuidar de si mesmas dentro de poucos anos.

Algumas pessoas com o tipo mais clássico da doença de Alzheimer também têm depósitos de proteínas amiloides ao longo dos vasos sanguíneos cerebrais mais estreitos. Essa pode ser uma das razões pelas quais a doença de Alzheimer e a Demência Vascular ocorrem simultaneamente, com mais frequência do que se poderia esperar.

No momento, não há tratamento contra a doença. Manter a pressão arterial baixa não impede os sangramentos no cérebro. Ainda não foi possível determinar se os medicamentos para controlar os níveis de proteínas amiloides conseguirão reduzir o risco de acidentes vasculares cerebrais.

20. O que é a ETC?

Sabe-se, há mais de cem anos, que os lutadores de boxe correm um risco maior de desenvolver demência. Mais de sessenta anos atrás, estudos de autópsia cerebral de lutadores de boxe revelaram a presença de emaranhados neurofibrilares, uma das anormalidades observadas na doença de Alzheimer. No passado, essa demência era chamada de demência pugilística, por causa de sua associação com o boxe, mas hoje em dia ela é denominada *Encefalopatia Traumática Crônica* (ETC).

A ETC tem recebido muita atenção nos últimos anos, pois parece estar associada a constantes traumatismos cranianos em atletas que praticam futebol americano, hóquei no gelo e futebol. Existem evidências crescentes de que indivíduos que sofreram repetidas concussões ou traumatismos cranianos em outras situações também fazem parte de um grupo que corre um maior risco. Na autópsia, que até o momento é a única maneira de confirmar o diagnóstico, são encontrados depósitos de proteínas tau nas dobras do cérebro.

A relação entre esses distúrbios e a doença de Alzheimer não está muito clara, motivo pelo qual vem sendo estudada exaustivamente por pesquisadores. Tanto a ETC quanto o Alzheimer são caracterizados por depósitos de proteínas tau, mas esses depósitos, normalmente, estão localizados em locais diferentes do cérebro. Na autópsia, percebe-se que as pessoas que morrem da doença de Alzheimer também costumam apresentar placas neuríticas.

O comprometimento da memória, geralmente, é o primeiro sintoma da doença, mas pode não estar presente na ETC. Considerando-se que muito menos indivíduos com ETC foram estudados, é difícil fazer afirmações genéricas sobre a doença. Imagina-se que os sintomas mais precoces da ETC estejam relacionados a danos que envolvem, direta ou indiretamente, os lobos frontais. Parece que os sintomas iniciais incluem irritabilidade, apatia, alterações na personalidade e comprometimento do julgamento.

21. O álcool ou outras drogas podem causar demência?

Muitos medicamentos prescritos, medicamentos de venda livre e substâncias lícitas e ilícitas podem causar comprometimento cognitivo. O uso prolongado e intenso de álcool pode comprometer diretamente a função das células cerebrais, mas nem todos os especialistas concordam que possa causar um comprometimento cognitivo permanente por si só.

Parte da dificuldade em demonstrar a relação causal é que os usuários abusivos de álcool também correm maior risco de desenvolver declínio da capacidade cognitiva devido a alguma deficiência nutricional e têm alto risco de sofrer uma lesão cerebral traumática devido a uma queda, uma pancada na cabeça ou um acidente automobilístico.

Ficou comprovado que, em algumas pessoas, o uso prolongado e abusivo de maconha resulta em comprometimento cognitivo. Drogas sedativas, como os opiáceos (incluindo morfina, heroína e codeína), podem inibir a respiração e levar as células cerebrais à morte por falta de oxigênio. Fármacos sedativos benzodiazepínicos — incluindo Diazepam (Valium, Diazempax, Compaz e Relapax), Alprazolam (Constante, Frontal e Neozolam), Lorazepam (Lorax, Ansirax, Lorapam e Lorazefast), Clonazepam (Rivotril, Clonotril, Clopam e Epieptil) Xanax e Ativan2) podem causar uma incapacidade imediata de formar novas memórias, o que, muitas vezes, é reversível caso os medicamentos sejam descontinuados.

Altas doses de benzodiazepínicos podem inibir a respiração e levar à falta de oxigênio que mata as células cerebrais, resultando

---

2 [N. do T.] Comercializados no Brasil, respectivamente, sob os nomes de Valium, Frontal e Lorax (medicamentos de referência).

em demência. Os compostos orgânicos voláteis que são inalados (incluindo gasolina, tinta spray e solventes) podem comprometer a função das células cerebrais e causar declínio da capacidade cognitiva, fala arrastada e perturbações no equilíbrio.

Muitos medicamentos prescritos e de venda livre podem prejudicar a formação da memória e causar comprometimento cognitivo. Eles incluem anti-histamínicos, como Benadryl[3] (difenidramina), bem como medicamentos para os seguintes problemas de saúde: hipertensão arterial, arritmias cardíacas, dor (incluindo opiáceos e AINEs, como ibuprofeno e naproxeno), infecções bacterianas (incluindo penicilina e ciprofloxacina), infecções virais, depressão, transtornos mentais psicóticos, rigidez e inflexibilidade muscular, problemas respiratórios, insônia, convulsões e doença de Parkinson.

Os esteroides podem levar a um comprometimento do pensamento. Alguns medicamentos quimioterápicos para câncer podem causar dificuldades cognitivas (fenômeno conhecido como cérebro da quimioterapia), mas isso ainda não foi totalmente comprovado. Além disso, interações entre esses e outros medicamentos podem causar declínio da capacidade cognitiva.

A maioria dos medicamentos que possuem os componentes citados provoca *delirium*, um distúrbio muitas vezes reversível, caracterizado pelo declínio da capacidade cognitiva e pela incapacidade de prestar atenção (*veja a pergunta 70*). Se o medicamento ofensor puder ser removido, é comum haver recuperação, mas se existir outra causa subjacente de demência, o declínio da capacidade cognitiva não será totalmente resolvido.

---

3 [N. do T.] Comercializado no Brasil sob o nome de Difenidrin (medicamento de referência).

> Muitos medicamentos prescritos e de venda livre prejudicam a formação da memória e causam comprometimento cognitivo. Esses efeitos colaterais da medicação podem ser resolvidos se o medicamento ofensor for removido.

22. Deveríamos tentar marcar uma autópsia cerebral para a minha mãe, que foi diagnosticada com Demência com Corpos de Lewy?

As autópsias cerebrais talvez estejam disponíveis para pessoas inscritas em pesquisas que acompanham participantes ao longo do tempo, contudo, caso contrário, são difíceis de se conseguir. A maioria dos Centros de Pesquisa em Doença de Alzheimer não tem necessidade de material de autópsia adicional. Muitas associações não contam com um especialista em neuropatologia, a subespecialidade que seria responsável por esse exame. A maioria dos programas de pesquisa tem capacidade limitada para prestar tal serviço, e há um custo significativo associado à obtenção de uma autópsia.

É verdade, porém, que a autópsia é a maneira irrevogável e mais precisa de identificar a causa ou as causas da demência. Como médico, encontrei na autópsia uma boa maneira de dar continuidade aos meus estudos. Já havia atribuído incorretamente a demência a causas errôneas, e aprendi com os meus erros. Frequentemente, as autópsias revelam que, em indivíduos bastante idosos, há múltiplas causas presentes. Uma autópsia pode aprimorar a capacidade dos médicos de, no futuro, fazer o diagnóstico correto para outros membros da família. Talvez isso seja importante para as pessoas das gerações subsequentes, pois poderia se tornar a base para a prescrição de um tratamento preventivo, a ser administrado por muitos anos antes de a doença começar a se manifestar.

3
QUAIS SÃO AS CAUSAS DA DEMÊNCIA?

23. A demência é um processo acelerado de envelhecimento?

Em minha opinião, existem muitas razões para distinguir o envelhecimento usual da doença de Alzheimer, mas, sob uma perspectiva científica, a distinção ainda não foi completamente comprovada.

Sabemos que existem muitas pessoas que vivem mais de 90 anos, até para além dos 100 anos sem nunca apresentar sintomas de demência. Também sabemos que, como grupo, os cérebros de indivíduos com demência são diferentes dos cérebros de quem não terá demência em nenhuma idade.

Além disso, os discretos declínios na recuperação de palavras e na velocidade do desempenho associados ao envelhecimento saudável são diferentes da restrição da capacidade de aprender novas informações e de organizar o cotidiano, característica da maioria das pessoas com *Comprometimento Cognitivo Leve* (CCL) e doença de Alzheimer precoce.

Todos os indivíduos com mais de 85 anos têm depósitos de proteínas tau no cérebro, e muitos dos quais os testes cognitivos deram resultado normal acabam apresentando, um ou dois anos antes de sua morte, outras anormalidades patológicas, como placas neurais, pequenos acidentes vasculares cerebrais, Corpos de Lewy e cicatrizes no hipocampo. Algumas pessoas citam essas descobertas como evidências a favor da ideia de que a demência se desenvolve a partir de um processo de envelhecimento.

Nos últimos anos, os cientistas descobriram que o envelhecimento está associado a uma probabilidade crescente de desenvolvimento de mutações genéticas que podem causar câncer. Não penso que deveríamos considerar isso normal, mas certamente é um processo associado ao envelhecimento.

O mesmo talvez seja verdadeiro para as anormalidades proteicas que estão na base das demências neurodegenerativas progressivas, como a doença de Alzheimer, a Demência com Corpos de Lewy, a doença de Parkinson, a Demência da Doença de Parkinson e as taupatias. Ou seja, à medida que envelhecemos, aumenta a probabilidade de desenvolvimento de formas anormais de certas proteínas cerebrais.

Se essas proteínas anormais começarem a se espalhar lentamente pelo cérebro, o resultado será a demência. Trata-se apenas de uma hipótese, mas que ajudaria a explicar a forte associação entre o envelhecimento do indivíduo e o risco de desenvolver demência.

24. A doença de Alzheimer é hereditária?

A resposta a essa pergunta parece ser complexa. As pessoas que herdam uma anormalidade em um dos três genes, denominados *PS1*, *PS2* e *PPA* (Proteína Precursora da Amiloide), desenvolvem a doença de Alzheimer quase sempre antes dos 65 anos. Esses genes são muito raros na população e representam de 1 a 2% de todos os casos da doença de Alzheimer.

Mais de 25 genes estão relacionados à probabilidade entre 50 e 60% de riscos de desenvolver a forma mais comum da doença de Alzheimer, isto é, a de início tardio. Nesse ponto, a genética se torna bastante complexa e deixa de ser totalmente compreendida. Um desses genes, chamado de gene *APOE*, contribui com cerca de metade de tal risco genético. A outra metade é responsabilidade dos 225 genes restantes.

O gene *APOE* tem três formas, rotuladas *2*, *3* e *4*. Cada uma delas é considerada uma variante genética natural. Pelo fato de herdarmos uma cópia do gene *APOE* de cada genitor, podemos ter uma das seis combinações possíveis do gene *APOE*. Isso significa que cada um de nós é *2/2*, *2/3*, *2/4*, *3/3*, *3/4* ou *4/4*.

A forma *4* do gene (denominada *APOE4* ou *APOE 4*) aumenta o risco de desenvolver a doença de Alzheimer, de modo que as pessoas *2/4* ou *3/4* têm um risco de 2,5 a 3 vezes maior de desenvolver a doença de Alzheimer se comparadas a quem não tem a forma *4* do gene *APOE*. Um indivíduo que herda duas cópias do gene *4* (*4/4*) tem um risco de até doze vezes maior de desenvolver a doença de Alzheimer do que alguém que não possua nenhuma cópia da forma *4* do gene. Há boas evidências, na verdade, de que a forma *2* do gene *reduza* o risco de desenvolver a doença de Alzheimer.

Surpreendentemente, o gene *APOE4* não é 100% determinante. Foram identificadas várias pessoas idosas com duas cópias do gene *APOE4*, mas sem a doença de Alzheimer.

Se cerca de dois terços dos riscos de se desenvolver a doença de Alzheimer são genéticos, então, aproximadamente um terço é não genético ou ambiental. É um erro, portanto, pensar que tudo o que acontece na vida é genético ou ambiental. Isso costumava ser chamado de debate natureza *versus* criação ou gene *versus* ambiente. Entretanto, o fato é que as patalogias mais comuns não seguem esse modelo excludente — elas são causadas por interações entre fatores genéticos de risco e fatores ambientais de risco. Trata-se de uma compreensão totalmente nova da doença. Ainda será preciso muita pesquisa para explicar como tais interações causam as doenças.

25. Eu deveria me submeter à testagem genética se a minha mãe tiver a doença de Alzheimer?

Se um dos seus genitores, irmão ou irmã (todos eles chamados de parentes de primeiro grau) tiver sido diagnosticado clinicamente com a doença de Alzheimer, então o seu risco de desenvolver a doença é de 2,5 a 3 vezes maior do que alguém cujos pais e irmãos não desenvolveram a doença de Alzheimer.

No Brasil, existem testagens de ancestralidade à venda em farmácias, mas alguns laboratórios fazem testagens genéticas mais amplas. No entanto, antes de fazer isso, você deveria entender o que esses testes podem e não podem lhe dizer. A melhor fonte de informação sobre a testagem genética é um consultor genético qualificado, porém a maioria das pessoas não tem acesso a tal especialista, ou acha que não precisa procurar seu aconselhamento. Nos parágrafos seguintes, tentarei simplificar uma questão bem complexa.

Conforme discutido na *pergunta 24*, o gene *APOE* é o fator genético mais forte na determinação do risco de desenvolver a forma comum de Alzheimer. Os kits de teste genético de venda livre testam esse gene.

Ao refletir sobre o valor desses testes, é importante saber que o risco de qualquer indivíduo de desenvolver a doença de Alzheimer aos 80 anos, falando de forma conservadora, é de cerca de 20%. Esse risco aumenta para 35% se a pessoa tiver uma cópia do gene *APOE4*. Se tiver apenas cópias *APOE2* ou *APOE3* do gene *APOE*, o risco de desenvolver a doença de Alzheimer aos 80 anos diminui para aproximadamente 15%.

Assim, para a maioria das pessoas, submeter-se à testagem genética para o gene *APOE* revela se o risco de desenvolver a doença de Alzheimer aos 80 anos é de 15% ou 35%. Para o pequeno número de indivíduos que possui duas cópias do gene *APOE4* — cerca de 5% da população —, o risco de desenvolver demência nessa idade é significativamente maior.

Para mim, um risco de 15% é significativo, e a diferença entre 15% e 35% é pequena. Isso me levou a concluir que todos os adultos têm chances de desenvolver a doença de Alzheimer aos 80 anos, pois a expectativa média de vida, no Brasil, é de 80 anos para as mulheres e quase 73 anos para os homens.

A conclusão a que chego é que a testagem genética para a doença de Alzheimer poderá dizer às pessoas que possuem algum familiar cujo início da doença tenha se dado antes dos 60 anos se elas herdaram ou não uma cópia das mutações nos genes *PS1*, *PS2* ou *PPA*, e se estão sob um risco mais elevado de desenvolver a doença de Alzheimer (*veja a pergunta 24*). Para todas as demais, os kits de testagem fornecerão poucas informações além do que já sabemos sobre as estatísticas de riscos demográficos: todos correm o risco de desenvolver a doença de Alzheimer se viver o suficiente, já que muitas pessoas sem o gene *APOE4* também desenvolvem a doença.

Se o fato de conhecer as suas informações de risco genético o farão levar uma vida de maneira diferente, então você deveria considerar submeter-se ao teste genético, independentemente do que seja revelado.

Reconheço que muitos indivíduos acreditam que as informações genéticas fariam alguma diferença para eles. Não tenho nenhum problema em disponibilizar esses testes e informações, desde que as pessoas compreendam e aceitem o que os resultados podem e não podem dizer. Não é de surpreender que as pesquisas mostrem que várias pessoas que se submetem ao teste tenham esperança de descobrir que não correm um risco muito elevado.

Meu conselho é que você faça o teste apenas se quiser saber se o seu risco é de 15 ou 35% aos 80 anos; se quiser descobrir se está entre a pequena porcentagem de indivíduos que têm duas cópias do gene *APOE4*, portanto, corre um risco muito maior; ou se tiver familiares portadores da doença que tenham desenvolvido sintomas antes dos 60 ou 65 anos, pois esse caso aumentaria a possibilidade de você ter herdado um dos genes dominantes anormais *PS1*, *PS2* ou *PPA*.

As pessoas que estão preocupadas com um histórico familiar de Demência Frontotemporal ou doença de Huntington deveriam entrar em contato com um especialista genético, caso estejam considerando realizar o teste.

26. Por qual motivo os pesquisadores acreditam que a proteína beta-amiloide ou a proteína tau causam a doença de Alzheimer? Como os medicamentos para o tratamento da doença atacam essas proteínas?

Conforme descrito na *pergunta 7*, a doença de Alzheimer é caracterizada por duas anormalidades cerebrais microscópicas: as placas neuríticas, que consistem na proteína beta-amiloide envolta por pedaços de células nervosas mortas, e os emaranhados neurofibrilares, que consistem em fibras retorcidas formadas pela proteína tau.

Existem muitas linhas de evidência sustentando as hipóteses de que essas proteínas anormais, isoladamente ou combinadas, sejam a causa ou contribuam diretamente para a morte de células cerebrais na doença de Alzheimer. Porém, como essa conexão ainda não foi comprovada, continua sendo possível que as placas e os emaranhados sejam apenas marcadores para algum outro processo de doença ainda não descoberto.

Existem evidências de que as proteínas beta-amiloides começam a se acumular no cérebro de quinze a vinte anos antes dos primeiros sintomas da doença de Alzheimer. A maioria dos estudos vem concluindo que os depósitos de proteínas tau no cérebro acontecem mais perto do surgimento dos sintomas.

Placas Neuríticas
A proteína amiloide observada na placa neurítica (*veja a figura da pergunta 7*) é derivada de uma proteína maior, denominada *proteína precursora da amiloide* (PPA). A PPA é um componente típico da membrana celular de todos os neurônios. Quando os neurônios cerebrais morrem, algumas enzimas decompõem a PPA em frag-

mentos. Esses fragmentos, então, são removidos por intermédio do líquido cefalorraquidiano que banha o cérebro, da corrente sanguínea e de outro sistema, chamado de sistema linfático (veja a pergunta 29).

No entanto, algumas pessoas são mais suscetíveis a formar um fragmento da proteína precursora da amiloide, chamada de A-beta42 (por possuir uma extensão de 42 aminoácidos). Uma A-beta42 é muito grande para ser removida do cérebro e, portanto, ela se acumula. A teoria amiloide da origem da doença de Alzheimer baseia-se na descoberta de que essa proteína é tóxica e mata outros neurônios cerebrais. As células mortas liberam mais A-beta42, que mata mais células cerebrais. De acordo com essa teoria, a cascata crescente de morte celular seria a causa da demência.

Poderíamos pensar nessa hipótese como um problema no descarte do lixo. Se a A-beta42 conseguisse ser removida, argumenta a teoria, todo o ciclo de morte celular que produz mais morte celular poderia ser suspenso.

Muitos dos medicamentos em desenvolvimento para tratar a doença de Alzheimer têm como alvo essa cascata de amiloide. Os medicamentos foram desenvolvidos para remover a proteína A-beta42 tóxica, para diminuir a produção da proteína A-beta42 ou para aumentar a produção da forma não tóxica de A-beta (A-beta40). Até o momento, nenhum desses medicamentos testados foi capaz de retardar ou interromper o progresso da doença de Alzheimer em seres humanos, embora alguns tenham sido bem-sucedidos na remoção da proteína A-beta42 do cérebro com a doença.

Todas as pessoas com síndrome de Down desenvolvem as placas e os emaranhados que são característicos da doença de Alzheimer quando atingem a casa dos 40 anos, e correm maior risco de desenvolver a demência da doença de Alzheimer em torno dos 60 anos. Então, é provável que o risco aumentado esteja relacionado à causa da síndrome de Down, que é uma cópia extra do cromossomo 21, no qual está localizado o gene que produz a proteína precursora da amiloide (*veja a pergunta 24*).

Em função de seu cromossomo 21 extra, as pessoas com síndrome de Down possuem três cópias do gene *PPA* em vez de duas, e produzem 50% a mais de proteína amiloide.

Emaranhados Neurofibrilares
A segunda anormalidade na doença de Alzheimer, o emaranhado neurofibrilar (*veja a figura da pergunta 7*), é composta de formas anormais da proteína tau. Normalmente, essa proteína faz parte de estruturas semelhantes a esqueletos que ficam dentro das células, ajudando-as a manter seu formato.

No Alzheimer, essas estruturas se tornam anormais, levando à morte celular. A quantidade de proteína tau no cérebro se correlaciona com a gravidade da doença, de modo que a proteína tau também tem sido alvo do desenvolvimento de medicamentos. Um medicamento concebido para remover a proteína tau do cérebro não tem retardado a evolução da doença. Outras drogas estão sendo desenvolvidas para remover ou prevenir os depósitos de proteínas tau.

Várias explicações foram propostas para o fracasso das abordagens anti-amiloide e anti-tau. Uma delas é a de que os medicamentos foram administrados tarde demais no processo da doença — lembre-se de que a proteína A-beta42 começa a ser depositada de quinze a vinte anos antes dos primeiros sintomas.

Uma segunda razão potencial é que tanto a proteína A-beta42 quanto a proteína tau precisam ser removidas.

Uma terceira possibilidade é a de que algum outro processo seja o responsável por dar início à formação de placas e/ou emaranhados, e esse outro processo deve ser identificado e atacado para que um tratamento possa funcionar.

Uma hipótese final é que são necessárias abordagens alternativas para melhor remover as proteínas anormais.

27. É correto afirmar que existem causas ambientais capazes de ocasionar o surgimento da doença de Alzheimer?

A resposta para essa pergunta é sim. Os fatores não genéticos e ambientais parecem contribuir de 30 a 50% para o risco de desenvolvimento da doença de Alzheimer. Os principais fatores de risco potencialmente variáveis já identificados pela ciência são hipertensão arterial na meia-idade e menor grau de escolaridade no início da vida.

Alguns estudos descobriram níveis aumentados da doença de Alzheimer em pessoas que sofreram de depressão em algum momento da vida, que estão envolvidas em menos atividades físicas ou não praticam nenhuma, possuem pouco ou nenhum engajamento social, estão acima do peso, têm deficiência auditiva, apresentam hiperlipidemia, que é o aumento de gordura no sangue, e que sofreram lesões cerebrais prévias.

Conforme você verá discutido nas *perguntas 80 e 81*, fatores ambientais de risco e fatores genéticos de risco se conjugam. O fato é que muitos genes geram vulnerabilidade à patologia, mas a doença surgirá apenas se um desencadeador ambiental estiver presente.

É importante dizer que essa reformulação radical das causas das doenças está apenas começando a afetar a maneira como os médicos previnem e tratam essas patologias.

28. O que você acha da teoria de que a doença de Alzheimer pode estar relacionada a germes?

Existem várias linhas de evidências científicas que sustentam essa possibilidade. Uma delas é a de que a Proteína Precursora da Amiloide (PPA) (*veja as perguntas 24 e 26*), uma proteína presente na membrana celular de todos os neurônios do cérebro, funciona como uma proteína anti-infecciosa. Se essas informações estiverem corretas, algum agente infeccioso poderia causar a liberação da PPA e desencadear a cascata que leva aos depósitos da amiloide (A-beta-42), característica da doença de Alzheimer (*veja a pergunta 26*).

Outro possível vínculo com uma infecção é a evidência indireta de que uma infecção pelo vírus herpes no início da vida estaria ligada, muitos anos depois, à formação das lesões em placas da doença de Alzheimer.

Um terceiro provável vínculo com um processo infeccioso envolve os *príons*, um nome derivado da combinação de letras das palavras partícula, proteinácea e infectante (*ons* significa partícula). Os príons causam a doença de *Creutzfeldt-Jakob* (DCJ) e a doença da vaca louca (oficialmente chamada de Doença de *Creutzfeldt-Jakob variante* ou DCJv), ambas causadoras de uma demência rapidamente progressiva.

A príon é uma proteína normal que pode assumir uma forma anormal, com a incrível capacidade de criar cópias de si mesma. Essas cópias continuam se multiplicando, entram nas células vizinhas e causam morte das células.

Pelo fato de a DCJ e de algumas formas de DCJ serem adquiridas a partir de tecidos ingeridos, injetados ou implantados que contêm príons anormais, tais tecidos são considerados infecciosos e, dessa maneira, agiriam nos organismos como se fossem germes.

Os príons não são os causadores da doença de Alzheimer nem da Demência com Corpos de Lewy, da Demência da Doença de Parkinson e da demência do lobo frontotemporal, mas talvez o mecanismo pelo qual os príons se espalham pelo corpo e pelo cérebro seja semelhante ao mecanismo de como a característica proteica anormal de cada uma dessas doenças se espalha no interior do cérebro.

29. Sei que a perturbação do sono pode ser um sintoma da doença de Alzheimer, mas ouvi dizer que pode ser uma das causas da doença. Existe alguma verdade nessa teoria?

Há muito se sabe que a perturbação do sono está associada à doença de Alzheimer (*veja a pergunta 78*). Estudos recentes sugerem que a proteína beta-amiloide é removida do cérebro por intermédio do sistema linfático, um sistema de túbulos conectados que drenam fluidos e células imunológicas.

Nos camundongos, a remoção linfática dos produtos da decomposição das proteínas amiloides do cérebro ocorre à noite — aumentando a possibilidade de que, em seres humanos, a perturbação do sono diminua a remoção desses produtos da decomposição das proteínas amiloides e das proteínas tau, levando, assim, à doença de Alzheimer. Por outro lado, o Alzheimer pode danificar diretamente as áreas do cérebro que controlam o sono e, desse modo, diminuir a capacidade do sistema linfático de remover as proteínas amiloides.

4

COMO REDUZIR O RISCO DE DESENVOLVER A DOENÇA DE ALZHEIMER E A DEMÊNCIA?

30. Existem medidas que posso tomar para reduzir o risco de desenvolver Alzheimer? Minha mãe foi diagnosticada com a doença e os pais dela também tiveram demência.

A identificação do que pode ser feito para prevenir a doença de Alzheimer está apenas começando. Esses estudos são muito difíceis de realizar, pois exigem que milhares de pessoas pratiquem uma determinada atividade, sigam uma dieta adequada, tomem um medicamento específico ou tenham um estilo de vida apropriado por muitos anos. No entanto, mesmo com todas as dificuldades, há fortes evidências indiretas de que algumas ações podem reduzir o risco de desenvolver a doença:

- Praticar **atividade física moderada** por trinta minutos diários, cinco dias por semana;
- Garantir o **tratamento da hipertensão arterial e dos distúrbios do perfil lipídico, especialmente na meia-idade**;
- Seguir uma dieta saudável para o coração, com baixo teor de gordura animal e rica em frutas, vegetais e ácidos graxos ômega-3 naturais;
- Envolver-se em atividades **mentais e sociais agradáveis**.

Já foi comprovado que muitas dessas ações diminuem os índices de acidentes vasculares cerebrais, infartos e doenças vasculares. Isso também confirma a ligação entre a doença cerebrovascular e o Alzheimer.

31. Jogos de computador, palavras cruzadas, Sudoku ou treinamento cognitivo previnem a doença de Alzheimer?

Não há evidências de que essas atividades impeçam o desenvolvimento da doença de Alzheimer ou da demência. Alguns estudos descobriram que as pessoas podem melhorar seu desempenho nessas atividades específicas com a repetição da prática, e que tal benefício dura até dez anos. Esse treinamento pode atenuar as alterações cognitivas que estão associadas ao envelhecimento normal.

32. Existem dietas, vitaminas ou outros alimentos capazes de prevenir a demência?

Dietas ou doenças que provocam deficiências de vitaminas B1, B6 e B12 podem causar comprometimento cognitivo. Uma dieta equilibrada é suficiente para garantir a ingestão adequada de B1 e B6, mas algumas pessoas desenvolvem uma incapacidade de absorver vitamina B12, e baixos níveis de vitamina B12 podem levar à demência. Por esse motivo, toda pessoa que estiver passando por um declínio da memória ou da capacidade cognitiva deve ser testada quanto à deficiência dessa vitamina, mesmo que esta seja uma causa incomum de demência.

Existem evidências de que a dieta mediterrânea — uma dieta em que a ingestão de carne vermelha é baixa; o consumo de vegetais, frutas e frutos secos costuma ser feito regularmente; e o azeite de oliva substitui outras gorduras — é capaz de reduzir os declínios da capacidade cognitiva associados ao envelhecimento normal. Isso não significa, porém, que reduza o risco da doença de Alzheimer.

Em minha opinião, não há evidências convincentes de que alimentos antioxidantes, ácidos graxos ômega-3, frutos secos, dieta cetogênica, dieta mediterrânea, suplementos formulados para aprimorar a memória ou dieta com baixo teor de sal são capazes de evitar o desenvolvimento da doença de Alzheimer. Alguns destes item podem, contudo, trazer outros benefícios à saúde. Também não disponho de nenhuma evidência de que ginkgo biloba, cúrcuma, proteína de água-viva ou óleo de coco previnam a doença de Alzheimer.

Alguns estudos mostraram que a ingestão regular e moderada de vinho tinto está associada a um menor risco de demência. No entanto, uma análise recente de todos os estudos que examinaram os potenciais benefícios do álcool para a saúde não comprovou tal associação.

33. A ocorrência da doença de Alzheimer varia por país? Populações rurais/urbanas? Gênero?

Verificou-se que, de modo geral, a doença de Alzheimer ocorre com a mesma frequência em qualquer idade e em qualquer parte do mundo. Existem algumas exceções, mas elas costumam ocorrer em grupos ou regiões em que é incomum se viver até uma idade avançada. No entanto, a maioria dos estudos comparativos entre populações diferentes se baseia em diagnósticos feitos por pesquisadores ou médicos, e não em diagnósticos confirmados por autópsias. Por esse motivo, considero que as respostas às duas primeiras perguntas são inconclusivas.

Atualmente, a maioria dos especialistas concorda que as mulheres correm mais risco de desenvolver a doença de Alzheimer do que os homens, mesmo descontando o fato de que elas tenham uma expectativa de vida mais longa do que eles. A razão ou as razões para isso são desconhecidas.

34. Qual é a influência do diabetes no desenvolvimento da doença de Alzheimer?

As pessoas com diabetes correm maior risco de desenvolver demência, porém a causa ou as causas específicas desse risco aumentado não estão claras. Uma possibilidade é a de que o diabetes aumente o risco de surgimento de Demência Vascular. Outra é a de que o diabetes provoque, diretamente, a disfunção e a morte de células cerebrais. Até o momento, não há evidências de que o controle do diabetes reduza a possibilidade de desenvolver demência.

35. Você acha mesmo que será possível prevenir a doença de Alzheimer, quando todas as pessoas na casa dos 90 anos parecem ter indícios da patologia em seus cérebros? Isso não significa que todos nós teremos a doença se vivermos o suficiente?

Sim, acho que será possível prevenir o Alzheimer ou, pelo menos, reduzir significativamente o risco de que as pessoas desenvolvam a doença. Uma estratégia que poderia produzir tal resultado é retardar ao máximo o início da patologia, de modo que a maioria dos indivíduos morra de outra causa antes do aparecimento do Alzheimer.

Vários dados me levam a ser otimista. Primeiro, a descoberta de que as proteínas anormais características da doença de Alzheimer estão presentes no cérebro anos antes da manifestação dos primeiros sintomas de demência. Isso sugere que o corpo tem alguma capacidade inata de combater a doença, mas que esses mecanismos de proteção se esgotam ao longo do tempo. Também levanta a possibilidade de que a identificação bastante precoce dos depósitos de proteínas amiloides ou de proteínas tau possa indicar o momento de dar início ao tratamento, impedindo, assim, que os sintomas se desenvolvam.

Segundo, vários estudos bem-estruturados descobriram que a taxa de surgimento de demência (taxa de incidência é o termo técnico) vem diminuindo na última década. Especula-se que uma combinação dos seguintes fatores possa explicar esse declínio: melhor tratamento da hipertensão arterial e da hiperlipidemia; taxas decrescentes de acidente vascular cerebral; maior adesão à prática de exercícios físicos; consumo reduzido de carne vermelha e outros alimentos que aumentam o risco de arteriosclerose; e prevenção de infartos e acidentes vasculares cerebrais por meio da utilização de stents e medicamentos.

Uma terceira razão para o otimismo é que a doença de Alzheimer, provavelmente, tem múltiplas causas genéticas e ambientais que interagem entre si. Isso evoca a possibilidade de que uma combinação das seguintes abordagens possa reduzir ainda mais o risco de desenvolver a doença: pequenos ganhos adicionais na prática de exercícios físicos, na dieta e na redução dos fatores de risco cardiovascular; desenvolvimento de tratamentos que diminuam os depósitos de proteínas anormais no cérebro; estímulo de novas conexões entre as células nervosas e as vias do cérebro; e formação de novas células cerebrais em áreas consideradas vulneráveis à morte celular relacionada à causa da doença de Alzheimer.

Finalmente, a identificação de fatores genéticos de risco levanta a possibilidade de que sejamos capazes de direcionar tratamentos preventivos àqueles que correm maior risco, sob o ponto de vista genético, de desenvolver a doença de Alzheimer e, assim, reforcemos a probabilidade de que um indivíduo se beneficie de uma intervenção preventiva.

36. Por que não houve mais avanços na busca da cura para a doença de Alzheimer?

Vários mistérios desafiadores relacionados à doença de Alzheimer ainda estão por resolver. Primeiro, embora haja fortes evidências de que o depósito de proteínas anormais comece de quinze a vinte anos antes do aparecimento dos primeiros sintomas, não se sabe o que deflagra esse processo. A identificação desse fator desencadeador poderá contribuir significativamente para a busca de tratamentos eficazes.

Segundo, ainda não ficou claro como detectar tais alterações cerebrais muito precoces. Essa descoberta será crucial, pois qualquer medicamento, seja ele preventivo ou "curativo", precisará ser administrado assim que a degeneração cerebral tiver início, talvez até antes.

Terceiro, a maioria das partes do cérebro é incapaz de produzir novas células cerebrais. Como resultado, mesmo que a doença pudesse ser interrompida no estágio em que se encontra, células cerebrais substitutas não se formariam de maneira autônoma. Uma exceção é o hipocampo, em que novas células são geradas ao longo da vida. Tratamentos que comecem antes de a doença sair do hipocampo podem permitir que novas células se formem e substituam as que morreram. Essas novas células continuarão tendo o desafio de se conectar corretamente às células presentes em outras áreas do cérebro.

5

QUAIS SÃO OS TRATAMENTOS DISPONÍVEIS?

37. As pessoas com Alzheimer conseguem aprender coisas novas? Meu marido foi diagnosticado há um ano e consegue se lembrar de algumas coisas que aconteceram há alguns dias (ele não se lembra de tudo, mas eu também não consigo me lembrar).

A resposta é "definitivamente, sim" e "depende da causa da demência".

Pessoas com *Comprometimento Cognitivo Leve* (CCL) e doença de Alzheimer leve são capazes de aprender novas informações, embora não tão bem quanto antes. À medida que a CCL evolui para a doença de Alzheimer ou para outra causa de demência, essa capacidade de aprender e reter novas informações se torna cada vez mais comprometida.

Existem vários **tipos diferentes de memória**. A doença de Alzheimer compromete, inicialmente, o sistema de memória responsável pela **aprendizagem de fatos** — por exemplo, lembrar o que você comeu no café da manhã. Informações com forte significado emocional, seja positivo ou negativo, têm mais probabilidade de serem recuperadas.

A capacidade de **aprender tarefas novas**, chamada de memória de procedimento ou memória motora, está relativamente preservada em pessoas com doença de Alzheimer inicial e intermediária. Essa capacidade pode se manter presente até mesmo em estágios avançados da patologia. Assim, quem tem Alzheimer também é capaz de aprender a executar novas atividades. A capacidade de aprender uma tarefa nova melhora conforme ela vai sendo repetida, assim como costuma acontecer com todas as pessoas, mesmo com quem não tem a doença de Alzheimer. A aprendizagem de uma tarefa nova também é estimulada quando as sequências iniciais são pequenas e vão se tornando mais complexas gradativamente, e também quando a pressão para aprender é minimizada.

Considerando-se que existem vários tipos de memória, e que cada tipo envolve um conjunto distinto de estruturas cerebrais, variadas causas de demência levam a comprometimentos em diferentes tipos de memória ou ao desenvolvimento de comprometimentos em sequências distintas. Por exemplo, a Demência da Doença de Parkinson prejudica, inicialmente, a capacidade de acessar a memória. Como resultado dessa interferência, os pacientes com a doença de Parkinson demoram a responder perguntas e a executar ações que são solicitadas a eles, mas são capazes de manter capacidade de aprender fatos novos até nos estágios moderados.

Nos estágios iniciais da *Demência Frontotemporal* (DFT), a memória para fatos novos é, muitas vezes, normal. Generalizações a respeito da memória não podem ser feitas sobre a Demência Vascular, pois a localização específica dos acidentes vasculares cerebrais em cada pessoa determinará quais estruturas e sistemas foram comprometidos.

38. O que você pensa sobre a musicoterapia? Ela realmente pode ajudar?

Muitas pessoas com demência respondem à música de maneira positiva, especialmente à música que conheciam e apreciavam antes da demência surgir em suas vidas. Os exemplos podem incluir canções populares da juventude e do início da vida adulta, cantigas, hinos e o o lema do local onde cursou o Ensino Médio ou a faculdade.

A música possui vários elementos. Dentre eles, ritmo, melodia, letra e andamento. Em certo sentido, cada um deles envolve uma área cerebral diferente. Talvez isso explique por que alguns indivíduos que perderam a capacidade de falar ainda são capazes de cantar, ou por que alguém que tem problemas para se vestir ainda é capaz de tocar um instrumento, como o piano. O que também contribui para o alto valor que quase todas as pessoas e culturas atribuem à música são sua ligação e sua associação com emoções específicas (*veja a pergunta 37*). Provavelmente, são esses vínculos emocionais que fortalecem a rememoração de músicas conhecidas.

A música é uma modalidade de tratamento eficaz e importante para muitas pessoas que possuem demência. A alegria que ela traz atesta seu poder. Se o paciente não conseguir identificar suas canções ou tipos de música favoritos (cânticos, música clássica, rock 'n' roll ou hip hop), os familiares e amigos podem ajudá-lo a fazer isso.

> A música faz com que muitas pessoas com demência se sintam envolvidas. Ela proporciona prazer e as ajuda a manter conexões com seu passado e com outros indivíduos.

39. Minha esposa adorava assistir à orquestra sinfônica, mas recentemente ela tem relutado muito em ir. A última vez em que fomos, pediu para ir embora mais cedo. Não é importante que ela permaneça ativa?

Sim, é importante ajudar a sua esposa a se manter ativa e envolvida, mas ela é quem deveria dar as orientações e ter a palavra final sobre o que quer ou não fazer. Levá-la para assistir à orquestra sinfônica faz sentido, pois essa é uma atividade da qual sempre gostou, no entanto, com seu comportamento, talvez ela esteja querendo lhe dizer que tal atividade, mesmo sendo rotineira antes, agora passou a ser opressora.

Sua esposa pode estar se sentindo desconfortável em ter de ficar sentada por um longo período ou cercada por um grande número de pessoas. Nesse caso, talvez ela se sinta mais à vontade se você a levar para um evento musical de menor duração, em um ambiente mais acolhedor. Talvez, prefira ouvir as canções de uma playlist preparada por você a partir de um site de música ou diretamente do rádio.

Costumo me referir à brincadeira da regra das três chances. Por exemplo, se você tentar algo por três vezes e a sua esposa resistir a todas, é provável que ela esteja se sentindo oprimida.

> Se você tentar algo três vezes, e em todas gerar desconforto ou resistência, talvez seja um sinal de que a atividade está parecendo opressora para a pessoa com demência. Se possível, evite ou minimize a frequência do estímulo.

40. A prática de exercícios físicos diminui a progressão da doença de Alzheimer e de outras demências?

Essa é uma questão controversa sobre a qual há discordâncias significativas. Alguns estudos demonstraram que pessoas com *Comprometimento Cognitivo Leve* (CCL) e demência apresentam uma progressão mais lenta de seus sintomas quando participam de um programa de exercícios físicos, mas outros estudos não chegaram à mesma conclusão. Em minha opinião, quando os estudos são considerados em seu conjunto, as evidências ainda não são convincentes.

Os exercícios físicos, incluindo a caminhada, têm muitos benefícios para a saúde, dentre os quais a melhoria da qualidade de vida de quem possui demência. Estudos sobre a prática de atividades por pessoas de meia-idade, e ainda mais idosas, demonstraram que há redução do risco de futuros acidentes vasculares cerebrais e infartos. É importante ressaltar que o Tai Chi diminui o risco de queda.

<u>Todos deveriam ter acesso a um programa diário de atividades físicas que lhes pareça seguro.</u>

Minha conclusão é a de que todos deveriam ter a oportunidade de participar de um programa diário de atividades físicas que lhes pareça seguro. As pessoas podem optar por não se envolver ou por desistir. Obviamente, é inadequado forçá-las a se tornarem mais ativas. Descobrir o que os indivíduos costumavam fazer previamente na vida pode ajudar a identificar atividades pelas quais eles poderiam se mostrar interessados agora.

Algumas doenças que causam demência comprometem o equilíbrio, a força e o julgamento. Antes de iniciar um programa de exercícios, as pessoas devem ser avaliadas para determinar o que são e o que não são capazes de fazer com segurança. Mesmo que as atividades físicas não diminuam a progressão da demência, seus demais benefícios sustentam a conclusão de que todos os que sofrem da patologia devem ser incentivados a se exercitar regularmente.

41. Qual é a sua opinião sobre o atendimento em um Day Care[4] para pessoas com demência? Esses atendimentos são caros e não tenho certeza se realmente valem o investimento.

---

4 [N. do E.] O termo Day Care pode ser entendido como "cuidado diário", um estilo de cuidados médicos muito comum nos Estados Unidos. Lá, existem locais especializados em pessoas na terceira idade que precisam de ajuda de profissionais para manter a saúde e a qualidade de vida. Esses locais podem abrigar o idoso por apenas um dia na semana ou por mais dias, de acordo com a necessidade da família. Aqui no Brasil, em algumas cidades, este modelo também está disponível.

Sou um grande defensor do atendimento Day Care, porque é uma maneira de as pessoas com demência permanecerem estimuladas, ativas e amparadas. Ao mesmo tempo, é uma maneira de os familiares fazerem uma pausa em seu papel de cuidadores.

Se o custo for um problema, pergunte qual é a frequência mínima (quantos dias por semana) e se existe uma tabela de preços variável em função da sua renda. Alguns programas têm acesso a fundos estatais, doações, subsídios ou "bolsas" para indivíduos que precisam de assistência financeira.

42. Como saberei quando colocar a minha esposa em um centro de cuidados prolongados? Isso é inevitável?

A internação não é uma condição inevitável, mas há muitas pessoas cujas necessidades de cuidados são maiores do que a família é capaz de oferecer. Seja qual for o estágio, apenas 30% dos pacientes com demência vivem em ambientes de vida assistida ou em instalações com serviços de enfermagem especializada, mas nos casos em que a demência progride para um estágio grave, mais de 75% residem em um centro de cuidados prolongados.

Na maioria das vezes, não há um único fator desencadeador que leve à internação. Ao contrário, costuma haver um acúmulo de aspectos, como a necessidade de cuidados físicos para além da habilidade do cuidador, problemas de saúde do cuidador, sintomas comportamentais que vão além da capacidade da família de gerenciar e várias questões médicas crônicas que, em conjunto, tornam-se perigosas ou impossíveis para que a pessoa permaneça em casa. Minha experiência clínica é que, em geral, as famílias esperam até não haver mais alternativas.

A possível internação deveria ser discutida abertamente com os familiares. Se as pessoas tiverem opiniões diferentes a respeito das necessidades do paciente, talvez seja necessário obter informações do médico ou do enfermeiro que está cuidando da sua esposa, por exemplo, de um especialista em tratamento de demência ou de um terapeuta ocupacional que tenha feito uma avaliação domiciliar. Todos os envolvidos no processo de tomada de decisão devem estar cientes do que a pessoa adoentada consegue e não consegue fazer, quais são as necessidades médicas, as necessidades diárias de assistência e se a situação atual é segura. Se você for o prestador de atenção primária, deveria se sentir à vontade para discutir abertamente sobre o seu próprio bem-estar emocional, questões financeiras e problemas de saúde. Se não for possível chegar a um consenso quanto às discordâncias, tente encontrar uma terceira pessoa, como um assistente social, um orientador psicológico ou um especialista em tratamento de demência que possa conduzir a discussão.

Algumas pessoas são enviadas para centros de cuidados prolongados imediatamente após uma hospitalização, contudo a maioria sai diretamente de casa. As pesquisas mostraram que os pacientes transferidos para um centro de cuidados prolongados são mais velhos e têm um quadro mais grave de demência, mais sintomas comportamentais e psiquiátricos, além de menos familiares disponíveis para prestar cuidados.

A culpa por retirar uma pessoa de casa é comum entre os cuidadores. No entanto, um estudo que realizei constatou que muitas pessoas com demência se tornaram mais ativas quando passaram a viver em centros de cuidados prolongados. Muitos cuidadores sentiram que tanto eles quanto a pessoa com demência haviam se beneficiado disso. Um motivo frequente citado pelos cuidadores foi o de que eles não estavam mais prestando cuidados de enfermagem e, portanto, haviam conseguido retornar ao papel de familiares amorosos.

Um benefício de fazer parte de um grupo de apoio é descobrir que muitas outras pessoas também estão enfrentando o dilema de internar um ente querido. Talvez isso não diminua a sua culpa nem facilite a decisão, mas pode ajudá-lo a se conscientizar de que você não está sozinho ao lidar com uma doença que força as pessoas a serem transferidas para um local onde possam receber atendimento 24 horas. Se está tendo dificuldades com a decisão, talvez seja útil conversar com amigos que se depararam com a mesma decisão ou discuti-la com um clérigo, uma assistente social ou o seu médico.

43. Como faço para encontrar uma boa clínica de repouso?

Se você conhecer pessoas que já passaram pela experiência de colocar um parente em clínicas, pergunte se elas estão felizes com aquela instituição e por quê. Pergunte aos integrantes do seu grupo de apoio, ao órgão local de apoio a pessoas com a doença de Alzheimer, ao seu médico, profissional de saúde ou clérigo se eles conhecem clínicas em que o atendimento seja exemplar. A Vigilância Sanitária no Brasil tem a função de avaliar as instalações com serviços de enfermagem especializada, mas tais classificações levam em conta, principalmente, o modo como as instalações estão cumprindo os regulamentos — uma questão importante, porém não necessariamente ligada à qualidade do atendimento.

Visite várias clínicas. O responsável com quem você está conversando conhece as necessidades das pessoas com demência?

Pergunte quais são os programas específicos oferecidos e como eles sabem o que é melhor para cada residente em particular. Pergunte que tipo de treinamento eles exigem e oferecem. Observe como a equipe interage com quem tem problemas cognitivos. O pessoal se mostra comprometido e trata os residentes como pessoas? Além disso, boas instalações não devem cheirar a urina.

Verifique se você possui informações adequadas sobre questões financeiras. Quais são os ativos remanescentes da pessoa? Ela tem plano de saúde para cuidados prolongados? Precisará se desfazer de todos os seus ativos para se qualificar ao Medicaid[5] — Projeto de Saúde do governo americano para pessoas de baixa renda, o que seria equivalente ao SUS, no Brasil? Vocês conseguirão arcar com os custos da instalação escolhida?

44. Fiquei surpreso ao descobrir que o Medicare não paga pelas clínicas de repouso. Por que isso acontece?

O Medicare foi projetado para ser um programa de seguro para necessidades de cuidados intensivos. Pelo fato de todas as demências serem doenças crônicas, os serviços de cuidados prolongados para demência não são cobertos pelo Medicare. No

---

5 [N. do T.] Nos EUA, o que se assemelha aos SUS é o Medicaid, um programa de saúde voltado para pessoas de qualquer idade cujos recursos financeiros sejam extremamente limitados. Diferentemente do Medicare, que é financiado pela previdência dos EUA, o Medicaid é bancado pelo Governo Federal em conjunto com os estados. Eles reembolsam hospitais e médicos que fornecem tratamento a pessoas que não conseguem arcar com suas próprias despesas médicas. Em contrapartida, o Governo Federal exige que os estados beneficiem certos grupos de pessoas, como famílias de baixa renda e crianças que recebem renda de segurança suplementar do Estado. Portanto, para se qualificar ao programa, a pessoa tem de apresentar rendimentos suficientemente baixos.

entanto, os pacientes podem ser hospitalizados por problemas agudos e precisar de reabilitação ou de cuidados breves e continuados, como antibióticos intravenosos. Esses serviços são cobertos pelo Medicare.

Há alguns anos, o Congresso dos Estados Unidos aprovou um projeto de lei estabelecendo um programa de seguro de saúde para cuidados prolongados, mas a oposição foi tão ampla que o programa foi revogado. No Brasil, o SUS oferece alguns serviços de abrigos e centros-dia para idosos. O cuidador deve se informar na assistência social de sua cidade. Ao procurar um centro de cuidados prolongados:

- Consulte outras pessoas que já tiveram de internar um ente querido para saber sobre suas experiências;
- Visite várias clínicas e pergunte quais são os programas oferecidos específicos para demência;
- Pergunte como eles saberão o que é melhor para cada residente em particular;
- Observe como a equipe interage com as pessoas que têm problemas cognitivos.

45. Meu marido vive em uma clínica que mantém as portas trancadas, alegando que ele já saiu andando sem rumo da unidade em várias ocasiões. Como saberei quando será seguro removê-lo dessa instituição de portas fechadas?

Algumas pessoas com demência correm um risco maior de sofrer danos ao se afastarem acidental ou propositalmente do local onde residem. Elas seriam incapazes de encontrar o caminho de volta e ficariam expostas a situações perigosas. Outras têm um risco muito baixo ou inexistente de sair andando, ou vivem em um ambiente em que sair pela porta leva a um recinto seguro. Uma meta genérica para todos nós é nos movimentarmos livremente, a menos que corramos um alto risco de um resultado negativo, como uma queda. No mínimo, isso significa que, se forem sair por conta própria, as pessoas expostas a um alto risco de sofrer danos deveriam conseguir circular livremente no interior de uma determinada instituição.

Se o risco de uma pessoa sair andando sem rumo for muito baixo ou inexistente, então viver em uma unidade com portas trancadas me parece excessivamente restritivo, mas algumas instituições oferecem apenas ambientes de portas fechadas. Se o seu marido não tiver necessidade da proteção fornecida por uma porta trancada, sugiro avaliar se os benefícios do local em que ele está vivendo no momento são superiores a quaisquer benefícios potenciais advindos de sua transferência. Caso contrário, transferi-lo parece, certamente, razoável. No entanto, se a porta trancada for uma preocupação basicamente sua e não dele, transferi-lo poderá gerar um trauma desnecessário.

A ideia de que algumas unidades mantêm as portas trancadas é angustiante para muitas pessoas. Acredito que, em algumas circunstâncias, trata-se de uma necessidade, pois somos obrigados a proteger pessoas que são incapazes de se proteger. Alguns pacientes se mostram tão motivados a sair andando que tentativas razoáveis de manter uma saída destravada estão fadadas ao fracasso. Para essas pessoas, não conheço nenhum ambiente menos restritivo do que aquele em que as portas de saída permaneçam trancadas.

46. Tivemos que retirar uma cachorrinha da casa do meu pai, pois ele estava ficando incomodado com ela. Eu deveria devolvê-la a ele?

Muitas pessoas que possuem demência respondem tão positivamente aos animais quanto às pessoas sem demência. A maioria dos profissionais já testemunhou pacientes que estavam apáticos e minimamente responsivos à interação humana e que se tornaram ativos e animados diante da presença de cães ou gatos. Em muitos momentos, isso recebe o nome de Terapia Assistida por Animais e, certamente, merece ser descrito como tal. Vários ensaios clínicos da terapia com animais para pessoas com demência demonstraram uma infinidade de benefícios positivos ao paciente.

Parece que você tomou a difícil decisão de retirar a cachorrinha da casa do seu pai, porque concluiu que os riscos de machucá-la e de ele se sentir incomodado superariam o prazer que ele teria vivenciado. Certamente, isso faz sentido para mim. No entanto, concordo que vale a pena tentar devolver o animalzinho e observar o que acontece. Tente fazer com que o seu pai e a cachorrinha convivam em várias oportunidades, para ver se surge algum problema. Se ficar perto dela ainda provocar algum incômodo no seu pai ou expuser o animal ao perigo, eles não devem ficar juntos.

Uma das coisas mais importantes que aprendi sobre decisões desse tipo é que você só conseguirá descobrir a melhor resposta através da tentativa e do erro. Existem muitas circunstâncias para as quais não sabemos qual é a decisão correta, e só conseguiremos descobrir o que é melhor tentando abordagens diferentes.

47. Os medicamentos antidemenciais, como Razadyne (Galantamina), Exelon (Rivastigmina), Aricept (Donepezila) e Namenda[6] (Namenda) funcionam?

Há evidências claras de que esses medicamentos funcionam melhor do que uma pílula de açúcar (placebo), mas há discordâncias entre os especialistas em relação ao benefício que proporcionam, por quanto tempo deveriam ser prescritos, se devem ser indicados em doses muito altas e se os custos compensam.

Cerca de um terço das pessoas com doença de Alzheimer e Demência da Doença de Parkinson experimenta uma melhoria considerável nas funções cognitivas e no funcionamento diário quando o tratamento é realizado com os medicamentos anticolinesterásicos Razadyne (galantamina), Exelon (rivastigmina) ou Aricept (donepezila). Ao analisar os dados descritos nas bulas inseridas pelos farmacêuticos em cada caixa de comprimidos receitados, constatamos que tal benefício é equivalente a cerca de seis meses de evolução da doença. Isso significa que se as pessoas iniciam a medicação em setembro e apresentam uma resposta mediana, elas melhoram até o nível cognitivo e funcional que tinham no mês de março anterior. Essa é a descrição da resposta média — algumas pessoas não terão nenhum benefício, outras apresentarão uma resposta mediana e outras se beneficiarão mais do que a maioria.

Curiosamente, nas três primeiras semanas de tratamento há uma resposta ao placebo, o que significa que as pessoas escolhidas nos estudos para ingerir uma pílula inativa têm o mesmo

---

6 [N. do T.] Comercializados no Brasil, respectivamente, sob os nomes de Reminyl ER, Exelon, Eranz e Ebix (medicamentos de referência).

benefício que as pessoas que ingerem o medicamento ativo. Em seis semanas, no entanto, essa resposta ao placebo desaparece, e as pessoas que estão ingerindo o medicamento ativo melhoram cognitivamente, enquanto os indivíduos que estão ingerindo o placebo, não.

Os fármacos anticolinesterásicos podem causar vários efeitos colaterais. Dentre eles, náusea, vômito, diarreia, bradicardia, quedas, pesadelos e falta de apetite.

Se a administração do fármaco for interrompida após vários meses de uso, a cognição retornará ao nível onde estaria caso a medicação nunca tivesse sido tomada. Isso demonstra que o medicamento não contribui para diminuir nem para reverter o processo subjacente da doença, que destrói as células cerebrais e suas conexões com outras células. Em vez de fazer isso, o Razadyne, o Exelon e o Aricept trabalham aumentando a disponibilidade de um mensageiro químico chamado acetilcolina, que está em deficiência. Isso é semelhante ao que a insulina faz em pacientes com diabetes e ao que a L-dopa faz em quem tem a doença de Parkinson.

A memantina (Namenda) funciona de modo diferente dos medicamentos anticolinesterásicos. Ela diminui a superestimulação das células nervosas que ocorre no momento em que as células são lesadas. Quando prescrita sozinha, não é tão eficaz no tratamento da doença de Alzheimer quanto os medicamentos anticolinesterásicos, mas, claro, é melhor do que uma pílula placebo. Um estudo mostrou que a combinação de memantina e de um medicamento anticolinesterásico é melhor do que um inibidor da colinesterase sozinho (o Aricept foi usado nesse estudo, porém presumo que o mesmo seria válido para o Exelon e o Razadyne).

48. Por quanto tempo uma pessoa deve aderir aos medicamentos antidemenciais?

Muitas pessoas que fazem essa pergunta relatam não constatar nenhum benefício após vários meses do início da administração de algum desses medicamentos ou afirmam que qualquer benefício que porventura tenham observado acabou desaparecendo com o tempo. Infelizmente, todos os estudos que tentaram responder a essa pergunta desafiadora foram significativamente inconclusivos.

O melhor estudo, em minha opinião, examinou pessoas que aderiram ao Aricept e ao Namenda por dois anos e investigou se aqueles que continuaram tomando esses medicamentos pelo terceiro ano consecutivo se encontravam em situação melhor do que aqueles que haviam interrompido a administração. Todos os participantes da pesquisa apresentaram declínios tanto no pensamento (cognição) quanto no funcionamento diário ao longo do terceiro ano, mas o declínio dos usuários do Aricept foi menor.

Interpreto esse resultado como um indício de que as pessoas que aderiram ao uso do Exelon, do Aricept ou do Razadyne por um longo período talvez tenham continuado a se beneficiar de uma maneira bastante modesta. No entanto, pelo fato de a maioria das pessoas não usar nenhum medicamento antidemencial por um prazo de dois anos, não temos como saber se tais resultados são aplicáveis às pessoas que tomaram o medicamento por um período menor. Sei que essa é uma resposta frustrante, entretanto é a melhor informação da qual dispomos. Considerando que o benefício é muito modesto, qualquer pessoa que tenha efeitos colaterais significativos deveria, provavelmente, interromper a administração do medicamento. Se não houver efeitos colaterais, a decisão de continuar com a medicação antidemencial ou de interrompê-la dependerá de como a conveniência de um benefício apenas discreto será avaliada.

49. O que você pensa sobre o tratamento medicamentoso contra a depressão em pessoas com Alzheimer? E quanto aos outros tratamentos?

Cerca de 20% das pessoas com doença de Alzheimer apresentam sintomas de depressão. Os sinais que sugerem depressão incluem agitação ou abstinência, perda de peso, perturbação do sono e desânimo (*veja a pergunta 80*). A taxa de depressão é maior em pessoas com Demência Vascular e em pessoas com demência devido à doença de Parkinson. A probabilidade de manifestar sintomas de depressão a qualquer momento durante o curso da doença de Alzheimer é de 30 a 40%.

Apenas metade dos estudos sobre o uso de medicamentos antidepressivos em pessoas que têm tanto demência quanto depressão demonstrara algum benefício. Da mesma maneira, estudos centrados somente nos exercícios físicos mostram resultados mistos.

Minha opinião é que, no caso de uma pessoa com demência que também esteja apresentando sintomas de depressão leve ou moderada, a primeira preocupação deve ser afastar a hipótese de que outras doenças clínicas ou medicamentos possam estar causando a depressão. Além disso, o paciente deveria ter a possibilidade e ser estimulado a se envolver em atividades das quais ele desfrutaria e das quais pudesse participar. Algumas pessoas com

Comprometimento Cognitivo Leve (CCL) e demência leve ou moderada são capazes de expressar seus sentimentos e devem ser incentivadas a fazê-lo. Embora isso não tenha sido demonstrado como algo benéfico nos estudos que já foram realizados, parece uma coisa razoável a ser experimentada, desde que o indivíduo concorde e não fique aborrecido ou chateado com a conversa. Algumas pessoas com demência têm sintomas de uma depressão mais grave. Em minha opinião, é razoável oferecer a elas um medicamento antidepressivo, mesmo que as evidências favoráveis à sua eficácia sejam fracas.

50. As pessoas que possuem Comprometimento Cognitivo Leve (CCL) deveriam ser incentivadas a tomar Aricept (Eranz) e Namenda (Ebix)?

Nenhum desses medicamentos é aprovado pela *Food and Drug Administration* nem pela Anvisa para o tratamento do CCL, e as evidências de quaisquer benefícios que eles tragam às pessoas com Alzheimer são muito frágeis. No entanto, sei que alguns médicos prescrevem esses medicamentos para pessoas com Comprometimento Cognitivo Leve, por entenderem que todo tratamento potencialmente benéfico deveria ser tentado. Embora não me sinta inclinado a fazer o mesmo, acho que é razoável, desde que o paciente esteja ciente da falta de evidências de benefícios e aceite o risco dos efeitos colaterais.

51. O que você acha de ativos como ginkgo biloba, óleo de coco, cúrcuma e proteína de água-viva?

Desses, o ginkgo biloba é o mais estudado, não demonstrando nenhum benefício como tratamento contra a doença de Alzheimer. Os outros três — óleo de coco, cúrcuma e proteína de água-viva — não foram adequadamente estudados, mas as poucas evidências que analisei não sugerem que sejam benéficos para a prevenção nem para o tratamento de Alzheimer. O óleo de coco pode causar hiperlipidemia, o que é potencialmente prejudicial.

Não vejo mal nenhum em tentar esses produtos, pois os efeitos colaterais são pouco frequentes, mas eles podem ser onerosos. Por outro lado, fico preocupado em aumentar as esperanças de uma maneira irreal, pois obter benefícios de algum desses compostos é bastante improvável.

52. Por que as drogas antipsicóticas aumentam a mortalidade entre os indivíduos com doença de Alzheimer? Elas são mesmo apropriadas? Quais são as alternativas para os comportamentos problemáticos?

As drogas antipsicóticas, como Seroquel (Quetiapina), Abilify (Aripiprazol), Haldol (Haloperidol) e outras vêm sendo prescritas em excesso para pessoas com demência. Elas têm sido usadas para tratar distúrbios do sono, perambulação, devaneios, irritabilidade e desconfiança leve. Não há evidências de que os medicamentos antipsicóticos sejam eficazes no tratamento contra esses problemas; por outro lado, há inúmeras evidências de que tais fármacos causem muitos efeitos colaterais graves. Todas as drogas dessa classe demonstraram aumentar entre 60 e 100% as taxas de mortalidade em pessoas com demência. Esse aumento ocorre dentro de doze semanas e persiste por pelo menos um ano após o início do tratamento, podendo perdurar enquanto as pessoas estiverem fazendo uso do medicamento.

É possível que o aumento da mortalidade se deva a causas múltiplas. As pessoas com demência que tomam drogas antipsicóticas têm maior probabilidade de morrer de doença cardiovascular, infecção e, provavelmente, mortalidade associada a quedas.

Nas raras circunstâncias em que esses medicamentos se mostram necessários, deveriam ser prescritos na menor dose eficaz; interrompidos, caso não haja benefícios; reavaliados após vários meses, ainda que eficazes; e descontinuados, se for possível.

Uma pequena porcentagem de pessoas com demência apresenta agitação física ou crenças ilusórias (inverídicas), que provocam desconforto significativo e interferem em sua capacidade de aproveitar a vida. Raramente, as pessoas com demência e muito agitadas causam danos a outras pessoas. Para resolver esses problemas, a maioria dos médicos especializados concorda que abordagens não medicamentosas deveriam ser experimentadas antes da introdução da medicação antipsicótica, a menos que surja uma emergência para a qual não haja tratamento disponível além da medicação.

O primeiro passo para lidar com a agressividade física e as crenças ilusórias é determinar se existem fatores desencadeadores que possam ser tratados. Os fatores desencadeadores podem ser médicos, emocionais, neuropsiquiátricos (como alucinações ou delírios) ou ambientais. Muitas vezes, existem várias possibilidades, por isso talvez demore algum tempo para analisá-las. A tentativa e erro, ou seja, ver se algo funciona e, se não houver benefícios, passar para a próxima possibilidade, é um princípio importante. Se a solução fosse óbvia, provavelmente já teria sido tentada (*veja a pergunta 46*).

> As drogas antipsicóticas raramente são necessárias para tratar os sintomas de demência e aumentam entre 60 e 100% as taxas de mortalidade em pessoas com a patologia. Nos raros casos em que se mostram necessárias, elas devem ser prescritas na menor dose eficaz; interrompidas, caso não haja benefícios significativos; reavaliadas após vários meses, ainda que eficazes; e descontinuadas, se for possível.

Sempre que houver uma alteração repentina no comportamento, é imprescindível considerar a ocorrência de um novo evento médico. Também é importante analisar se outro medicamento foi introduzido ou se as doses foram alteradas, pois eles podem desencadear alterações funcionais e comportamentais. Enquanto a análise das possíveis causas da agitação física e das crenças ilusórias estiver em andamento, deve-se tentar envolver a pessoa em atividades que ela seja capaz de realizar. Embora algumas pessoas com demência optem por não se engajar em atividades, é mais provável que você encontre algo de que elas gostem tentando identificar as atividades das quais elas participavam antes.

Ao tentar envolver as pessoas com demência em atividades, evite pressioná-las a fazer coisas que não são mais capazes de fazer. A preferência pessoal é muito importante. Muitas pessoas (com e sem demência) não sabem se desfrutariam de uma nova atividade e responderão positivamente ao incentivo e ao apoio.

53. O que são cuidados temporários? Fiquei sabendo que alguns estados pagam por isso como uma alternativa à internação em um centro de cuidados prolongados.

Os cuidados temporários se referem a serviços que prestam assistência 24 horas por um breve período para pessoas com demência, de modo que os cuidadores possam se afastar por um tempo de suas funções. Para os prestadores de cuidados que estejam exaustos e se sentindo sobrecarregados, os cuidados temporários podem ser uma salvação.

Você tem razão ao afirmar que alguns estados vêm oferecendo o benefício dos cuidados temporários na esperança de retardar ou evitar a internação em um centro de cuidados prolongados, mas não ficou comprovado que essa assistência adie a transição para os cuidados prolongados. Ainda assim, acredito que os cuidados temporários sejam um recurso maravilhoso em curto prazo, e os recomendo fortemente.

54. Minha mãe vem perdendo de meio quilo a um quilo por mês nos últimos seis meses. Eu deveria ficar preocupado? Seu apetite parece normal quando estou com ela.

Na população em geral, as pessoas com mais de 70 anos de idade perdem de meio quilo a um quilo por ano, em média. A explicação não está em nenhuma doença nem na falta de acesso a alimentos.

Se alguém com demência estiver perdendo peso mais rapidamente do que isso, é recomendável que se procure uma razão. Algumas pessoas, por exemplo, sempre tiveram o hábito de comer entre as refeições; portanto, quando começam a ser privadas dos lanches e petiscos, perdem peso. Em indivíduos mais idosos, o paladar e o olfato ficam comprometidos. Se isso diminuir o prazer obtido com os alimentos, podem passar a comer menos.

Muitas das doenças que causam demência comprometem a mastigação e a deglutição nos estágios mais avançados. Se as pessoas com demência tossem ao beber ou engasgam com alimentos ou líquidos, talvez esteja havendo algum comprometimento neurológico no mecanismo da deglutição ou não esteja sendo mais possível coordenar as várias ações envolvidas nos atos de beber, comer e deglutir. Os patologistas da fala e da linguagem são especialistas na avaliação da deglutição, podendo identificar uma causa e fazer sugestões para melhorar a capacidade de uma pessoa comer e ingerir calorias.

No estágio final da demência, algumas pessoas parecem resistir fortemente a comer. Quando examino esses pacientes, geralmente exibem um reflexo de sucção, algo que costuma ser observado em recém-nascidos. Uma manifestação desse reflexo é morder uma colher ou outro talher introduzido à boca. Um indício dos mecanismos de mastigação e deglutição comprometidos é o acúmulo de alimentos nas bochechas.

Se não for encontrada nenhuma causa tratável de um distúrbio da deglutição, várias medidas podem ser tomadas para melhorar a ingestão calórica. Dentre elas, servir alimentos dos quais a pessoa sempre gostou; permitir que ela coma com as mãos; usar o tempo que for preciso (até mesmo de sessenta a noventa minutos) para alimentar aqueles que são incapazes de comer sozinhos; fornecer pequenas quantidades de comida ao longo do dia; preparar um purê de alimentos, caso a pessoa não consiga mastigar; e usar líquidos espessos, mais fáceis de engolir do que líquidos finos.

Não há evidências de que os tubos de alimentação prolonguem a vida ou impeçam a aspiração — introdução de alimentos ou secreções nos pulmões (*veja a pergunta 91*). Em minha opinião, a decisão de colocar um tubo de alimentação é tanto uma questão ética quanto um assunto médico (*veja a pergunta 101*), e o responsável pelas decisões de cuidados de saúde são os familiares, que devem ter a palavra final (normalmente, a pessoa com demência avançada não é mais capaz de participar dessa discussão).

55. As pessoas com Alzheimer podem se qualificar ao benefício da internação domiciliar? Nesse caso, quais sintomas indicam que uma pessoa com demência pode solicitar a internação domiciliar?

Sim. No Brasil, pessoas com demência podem se qualificar à internação domiciliar e representam, atualmente, uma proporção significativa dos pacientes que recebem visitas domiciliares por equipes multiprofissionais sob o benefício do SUD pelas Unidades Básicas de Saúde (UBS). No passado, havia critérios específicos de qualificação aplicáveis exclusivamente a pessoas com demência, mas hoje o padrão é um médico atestar que o indivíduo tem menos de seis meses de vida. A internação domiciliar deveria ser levada em consideração para pacientes com demência que tenham tido mais de um episódio de pneumonia; que estejam perdendo peso, apesar dos devidos esforços para alimentá-las; e que se encontrem acamadas ou incapazes de andar de forma independente. Entre os benefícios que a internação domiciliar oferece estão o amparo às necessidades dos cuidados diários; maior foco no conforto e no controle da dor, apoio à família; e auxílio aos entes queridos, ajudando-os a se preparar para a morte da pessoa. A maioria das internações é fornecida nas residências dos pacientes ou em centros de cuidados prolongados, mas não em centros de internação para cuidados paliativos.

56. As pessoas morrem por causa da doença de Alzheimer?

A pneumonia é a causa de morte mais comum em pessoas com demência, e a aspiração é uma causa comum de pneumonia.

Pelo fato de todas as doenças que provocam demência progressiva acabarem comprometendo a deglutição, os pacientes com demência avançada, por qualquer causa, correm um alto risco de aspiração, o que significa que alimentos, secreções da boca e do nariz, além de conteúdos estomacais entram nos pulmões, em vez de descer pelo esôfago — o canal de deglutição que conecta a boca e o estômago (*veja a pergunta 91*).

As pessoas com demência têm alto risco de cair e quebrar o quadril ou outro osso qualquer, apresentar efeitos colaterais devido ao uso de medicamentos e desenvolver alguns delírios (*veja a pergunta 70*). Tudo isso reduz a expectativa de vida em pessoas com demência.

Considerando que a demência é a causa direta do comprometimento da deglutição e que o comprometimento da deglutição leva à aspiração e à pneumonia, a demência é tida como a causa principal de morte quando uma pessoa com demência tardia morre de pneumonia. Isso é verdadeiro para todas as doenças que causam um declínio progressivo da capacidade cognitiva. Pelo fato de a doença de Alzheimer ser a causa mais comum de demência, afirma-se, muitas vezes, que o Alzheimer é o quinto ou sexto fator de morte mais comum nos Estados Unidos.

6

QUAIS SUGESTÕES VOCÊ DARIA AOS CUIDADORES?

57. Ouvi dizer que as pessoas com demência podem ter uma boa qualidade de vida, mesmo em estágio grave. Não consigo imaginar isso. De fato, não consigo pensar em nada pior do que ser diagnosticado com a doença de Alzheimer.

Agradeço por você ter levantado isso, porque outras pessoas fizeram afirmações semelhantes no meu consultório, mas raramente essa questão é levantada em público. Vou responder tanto a partir da minha experiência clínica quanto da perspectiva das pesquisas.

Quando interajo com pessoas que têm demência, de modo geral, elas parecem felizes, comprometidas e atentas ao que está acontecendo. Obviamente, alguns indivíduos com demência ficam tristes, angustiados e não se mostram envolvidos. Quando converso com pessoas cientes de que têm demência, muitas delas me dizem que a vida parece a mesma; talvez elas não sejam capazes de fazer tudo o que querem, mas quando estão com a família e os amigos, quando estão envolvidas em atividades de que gostam ou até mesmo quando estão sentadas sem fazer nada, afirmam que, no fim das contas, as coisas estão "bem" ou que "poderia ser pior". Não quero mascarar o que significa ter demência e não pretendo menosprezar o fato de que nem todos os pacientes são tão positivos assim. No entanto, venho tratando pessoas com problemas clínicos e psiquiátricos ao longo de toda a minha carreira e continuo me impressionando ao perceber que elas enfrentam as adversidades de várias maneiras diferentes. Muitas são capazes de reconhecer os aspectos negativos de sua doença ou situação e, mesmo assim, apreciar o que viveram no passado e ainda vivem.

Em minhas pesquisas sobre qualidade de vida em pessoas com demência, inúmeras descobertas merecem destaque. Primeiro, alguns pacientes mantêm uma boa qualidade de vida ao longo de sua doença, mesmo quando ela se agrava. Segundo, os principais aspectos da qualidade de vida das pessoas com demência são o espírito positivo, o prazer nas atividades, a quantidade de interação social, a consciência de seu passado e a consciência de seu entorno. Terceiro, muitos indivíduos expressam, ao mesmo tempo, pensamentos negativos e positivos sobre sua situação. Finalmente, as pessoas vivenciam e expressam tipos e gamas de emoções semelhantes, independentemente de terem boa saúde, demência ou uma deficiência física relevante.

Ouvi pessoas fazerem afirmações parecidas com a última frase da sua pergunta, sobre ter uma doença física debilitante, sofrer uma amputação, ter uma doença mental, ficar cego e ser diagnosticado com uma doença terminal.

No decorrer da minha carreira, observei uma enorme variação na maneira como as pessoas reagem a notícias ruins. Algumas descrevem tanto emoções negativas quanto positivas, enquanto outras relatam uma predominância de uma emoção ou de outra. Ter a oportunidade de falar abertamente sobre os sentimentos negativos parece ajudar muitos indivíduos a se sentirem melhor, mas não funciona com todo mundo.

O que mais tem me impressionado ao discutir as notícias médicas "ruins" com os pacientes é que muitos são capazes de se adaptar a circunstâncias muito difíceis. Não acredito que isso seja negação ou incapacidade de aceitar a realidade, e reconheço que é mais difícil para algumas pessoas do que para outras.

Considero que o erro mais comum quando se fala sobre o impacto de notícias médicas é esperar que todos reajam da mesma maneira. Como profissional, meu trabalho é ajudar aqueles que sofrem, porém nem todos os que estão passando por situações difíceis sentem necessidade de ajuda ou apoio de algum profissional.

Isso é verdade tanto para a demência quanto para outras doenças clínicas e psiquiátricas. Aprendi que ser diagnosticado com demência não impede, necessariamente, que você seja um avô maravilhoso, desfrute da presença de visitas, goste de ser abraçado ou assista aos outros se divertindo.

58. Acabei de ser diagnosticado com doença de Alzheimer e ainda estou processando essa notícia. Eu deveria contar para o meu chefe? Para minha família, para meus amigos?

<u>Em algumas circunstâncias, os benefícios do seguro por invalidez da Previdência Social podem ser acelerados se uma pessoa for diagnosticada com demência.</u>

Essa é uma pergunta difícil e não existe uma resposta certa. Se você tiver uma companheira, acho que deveria contar para essa pessoa e discutir com ela as suas preferências em relação ao futuro (*veja a pergunta 59* sobre os instrumentos jurídicos). Se tiver filhos, seria bom contar e conversar com eles sobre o futuro. O mesmo seria válido para qualquer pessoa com uma enfermidade grave. Conversar sobre a sua saúde com pessoas próximas deve lhe servir como foro para expressar os seus medos e receber apoio emocional.

Existem pontos positivos e negativos em informar os seus supervisores no trabalho. Há riscos de que você seja convidado a se aposentar ou de que o seu contrato seja rescindido, e isso poderia lhe trazer dificuldades. Por outro lado, talvez você não seja capaz de reconhecer se a sua demência está causando problemas no seu emprego, seja agora ou no futuro. Se a sua doença já estiver causando dificuldade no trabalho, isso poderia não apenas gerar maus resultados, como também levar à rescisão do seu contrato e à perda dos potenciais benefícios por invalidez. Hoje em dia, a demência é reconhecida pela Previdência Social como uma causa de invalidez permanente. Em algumas circunstâncias, os benefícios do seguro por invalidez da Previdência Social podem ser acelerados se uma pessoa for diagnosticada com demência.

Ao longo dos anos, atendi muitos pacientes que não sabiam que tinham demência e que, antes de comparecerem à avaliação, haviam perdido o emprego como resultado do declínio do desempenho profissional. Embora tenha ficado claro, em análise retrospectiva, que a demência levara à perda do emprego, de modo geral, eles não foram bem-sucedidos ao pleitear retroativamente a invalidez.

Quanto a contar para os amigos, acho que depende do quanto você os conhece bem, do quanto sejam íntimos e se acha provável que algo desagradável aconteça. A maioria das pessoas conhece alguém com demência, normalmente, um dos genitores ou outro parente. Isso deveria torná-las mais compreensivas do que as pessoas costumavam ser. Não contar nada por vergonha não faz sentido, mas isso não significa que você deva contar para todo mundo. Conversar sobre esse assunto com a sua parceira ou com alguém de sua confiança pode ajudá-lo a decidir a quem contar.

Se recebeu um diagnóstico de demência e existe a possibilidade de que a doença evolua, você deveria se planejar para o momento em que, talvez, não consiga mais tomar decisões financeiras e de saúde. Conforme discuto na pergunta 59, acredito que seja melhor redigir um testamento e constituir procurações permanentes, seja para decisões de saúde ou para decisões financeiras, caso ainda não o tenha feito. Também seria prudente entrar em contato com as instituições financeiras nas quais possui conta e descobrir quais procedimentos deve seguir para nomear alguém para substituí-lo no futuro, já que nem todas as empresas aceitam as procurações permanentes. Se você tiver um advogado, discuta todos esses problemas com ele.

> Se você recebeu um diagnóstico de demência e existe a probabilidade de que a doença evolua, você deveria se planejar para, algum dia, não conseguir mais tomar decisões financeiras e de saúde.

59. Qual é a diferença entre designar uma procuração e constituir uma procuração permanente? Posso mudar o meu testamento se eu tiver demência?

Essas são questões jurídicas complexas; você deveria consultar um advogado para explicar melhor sobre as especificidades da sua situação.

Em geral, um instrumento de procuração designa a pessoa citada naquele documento como alguém que poderá substituí-lo da maneira que estiver especificada. Por exemplo, você pode designar alguém como seu procurador caso esteja viajando e saiba que um documento necessário para a venda de bens imóveis precisará ser assinado enquanto estiver ausente. É importante ressaltar que você deve ser competente no momento da assinatura de um instrumento de procuração. Se, mais tarde, se tornar incompetente, o que significa ser incapaz de tomar decisões por si mesmo, então o instrumento de procuração se tornará nulo.

Por esse motivo, o Brasil estabeleceu instrumentos intitulados procurações permanentes, ou algum nome semelhante. A palavra-chave é permanente. Isso significa que o documento permanece em vigor mesmo que o signatário venha a se tornar incapaz. Tais instrumentos indicam que você deseja nomear um substituto, caso seja declarado incapacitado. O mecanismo específico pelo qual uma pessoa é considerada de tal forma varia de acordo com a jurisdição.

<u>Após receber um diagnóstico de demência, você deveria redigir um testamento e constituir procurações permanentes, seja para decisões de saúde ou para decisões financeiras, caso ainda não o tenha feito.</u>

Quase todas as jurisdições separam a tomada de decisões financeiras (procuração permanente para finanças) da tomada de decisões de cuidados de saúde (procuração permanente para saúde). Alguns estados acrescentaram outras categorias. Acredito que todos os adultos deveriam constituir legalmente uma procuração permanente, porque qualquer pessoa pode sofrer um acidente ou desenvolver uma doença súbita e grave, tornando-se incapaz de tomar decisões por conta própria. Infelizmente, a maioria das pessoas não possui esses documentos. Receber um diagnóstico de demência ou de um problema de saúde que acarrete risco de morte, como o câncer, é o que desencadeia sua elaboração na maioria das vezes.

Muitos estados também estabeleceram testamentos vitais ou outros tipos de instrumentos similares. Em alguns estados, tais documentos são aplicáveis apenas ao fim da vida, mas muitas jurisdições permitem que as pessoas expressem verbalmente seus desejos de cuidados de saúde para a pessoa que tomará as decisões em seu nome. Em algumas jurisdições, os desejos a respeito dos cuidados futuros podem ser expressos em instrumentos de procurações permanentes.

Há muita variabilidade em relação a heranças e outras questões legais conforme a Constituição de cada país, portanto, é importante estar informado sobre as regras específicas do local onde você mora. Talvez possa encontrar essas informações on-line ou na procuradoria-geral do seu estado. Muitas unidades de saúde têm informações sobre esses assuntos, assim como as secretarias locais de envelhecimento. Aconselho procurar um advogado para saber quais são as possibilidades e atitudes cabíveis. Os advogados de direito de família e de direito imobiliário têm conhecimento sobre essas questões.

Os testamentos ditam o que deverá acontecer com os pertences das pessoas quando elas morrerem, incluindo dinheiro e propriedades. Se não houver nenhum testamento, o estado determinará como os bens serão distribuídos e para quem.

A oportunidade de redigir um testamento foi estabelecida pelo direito consuetudinário antes mesmo de os Estados Unidos se tornarem um país. O princípio predominante refletido no precedente jurídico e na legislação é o de que as pessoas podem distribuir seus bens da maneira que desejam, mesmo que os demais considerem suas decisões infundadas. No entanto, para redigir um testamento, as pessoas devem saber o que é um testamento; devem conhecer, de modo geral, quais são seus ativos; ter ideia de como as pessoas normalmente distribuem seus ativos; e expressar quem desejam que herde seus pertences. As pessoas que têm demência, mas que ainda são capazes de fazer essas coisas, mantêm a capacidade de redigir ou de alterar um testamento. No entanto, os pacientes com demência cujo agravamento é progressivo acabam perdendo essa capacidade. Por isso, é importante redigir um testamento se você receber um diagnóstico de demência e ainda não o tiver feito.

60. Uma pessoa deveria parar de dirigir depois de receber o diagnóstico de demência?

Há uma grande discordância sobre esse assunto entre os especialistas. A resposta também varia de acordo com o estado, no caso dos Estados Unidos. Lá, alguns estados exigem que o departamento de veículos motorizados seja notificado quando houver um diagnóstico de demência, enquanto outros não permitem que os médicos infrinjam as normas de confidencialidade[7] e revelem o diagnóstico do paciente.

Todos os especialistas concordam que pessoas com demência moderada devido a qualquer doença não deveriam dirigir. Nesse estágio de demência, a probabilidade de comprometimento do julgamento, da percepção, do tempo de reação e da execução de múltiplas tarefas é alta, e o risco de sofrer um acidente aumenta significativamente.

A discordância sobre quando é o momento para parar de dirigir está relacionada a pessoas com demência leve (reconhecendo que esse não é um termo suficientemente bem-definido). Estudos demonstraram que as ocorrências de acidentes são mais elevadas entre pessoas com demência leve do que entre os motoristas médios, mas são equivalentes às ocorrências de acidentes entre adolescentes. Daí o dilema.

As avaliações da capacidade de condução podem ser realizadas por alguns terapeutas ocupacionais, e certos estados fornecerão avaliações da capacidade de condução caso sejam solicitadas por uma pessoa com demência ou por algum familiar, ou se determinado profissional vier a relatar que aquela pessoa se encontra potencialmente comprometida.

Em minha opinião, se um indivíduo tiver sofrido um acidente após receber um diagnóstico de demência, deveria parar de dirigir, pois nunca se poderá ter certeza de que a demência não contribuiu. Isso é válido até mesmo se o outro motorista for considerado culpado. Alguns profissionais falam sobre o "teste dos netos" — se

---

7 [N. do T.] No Brasil, também há essa obrigatoriedade de confidencialidade. O médico não pode compartilhar detalhes de diagnóstico ou tratamentos de um paciente, a menos que solicitado por um juiz.

você não deixaria uma pessoa dirigir o carro onde estão os seus netos, então essa pessoa não deveria estar dirigindo.

61. Nos últimos vinte anos, nossa família tem feito cruzeiros uma vez por ano. Há dois anos, meu marido foi diagnosticado com demência de causa indeterminada e estou pensando se deveríamos continuar com essa tradição. Um dos nossos filhos discorda, enquanto os outros filhos concordam comigo de que deveríamos tentar. O que você recomendaria?

Estou assumindo, com essa pergunta, que o seu marido sempre gostou de participar dos cruzeiros. Também parece que você gostaria de continuar com essa tradição, porque deseja que ele mantenha essa fonte de prazer e porque pretende fazer uma atividade em família que sempre foi um divertimento para todos.

Os riscos de fazer um cruzeiro com o seu marido incluem ele se perder em um lugar desconhecido e a preocupação que isso causaria a todos. Talvez, ele se mostre menos participativo nas atividades a bordo e do lado de fora do navio do que costumava acontecer no passado, e isso também pode ser um motivo de frustração. É possível que ele precise ter alguém ao lado o tempo todo para garantir a própria segurança, mas talvez ele se ressinta disso e não entenda ou não aceite tal necessidade.

No entanto, também existem muitos benefícios potenciais para o seu marido, para você e para os outros familiares em participar de um cruzeiro. Ele estaria fazendo alguma coisa com a qual está familiarizado e da qual sempre gostou. Para todos os demais membros da família, fazer o cruzeiro seria uma maneira de dar continuidade a uma tradição que há muito tempo é especial. Para você, o cruzeiro seria não apenas uma maneira de estar na companhia de todos os familiares, mas também uma maneira de, como principal cuidadora, descansar um pouco, considerando que outras pessoas passarão um tempo com o seu marido.

Se vocês viajaram no último ano e não houve problemas, a probabilidade de haver situações graves parece baixa. Mesmo assim, como essa possibilidade ainda existe, você deveria perguntar à sua família como ela se sentiria caso os contratempos acontecessem. Se todos aceitarem o baixo risco, então vale a pena correr.

Agora, se houve problemas no último ano, então a probabilidade de haver mais dificuldades é significativa. Recomendo que discuta isso abertamente com os outros membros da família.

Outra abordagem possível é fazer uma viagem curta (dois ou três dias) para um hotel nas proximidades e observar como as coisas acontecem. Se não houver problemas, é provável, então, que uma viagem mais longa dê certo. Além disso, verifique a disponibilidade de cruzeiros que consigam atender a necessidades especiais, como a demência.

Não há como prever se chegará um momento em que essas viagens não serão mais possíveis. Todos os adultos que estiverem participando do passeio devem estar cientes de que a demência do seu marido aumenta o risco de problemas, mas isso não os torna inevitáveis. A segurança e o divertimento dele são muito importantes. Você deve pesar essas duas situações ao tomar a decisão.

62. Meu marido foi diagnosticado com Alzheimer há um ano, mas ele continua negando que haja algo de errado com sua memória. Ele consegue dirigir e ficar em casa sozinho sem

nenhum problema. Existe alguma coisa que eu possa fazer para convencê-lo de que ele tem uma doença que afeta sua memória? Isso é negação?

Mais de um terço das pessoas diagnosticadas com a doença de Alzheimer desconhece suas dificuldades ou nega ter problemas ao receber o diagnóstico. Uma porcentagem ainda maior dirá coisas, como: "É claro que tenho problemas de memória. Assim como todo mundo da minha idade". Isso também é uma evidência de desconhecimento.

Em minha opinião, esse desconhecimento caracteriza um sintoma da doença de Alzheimer (*veja a pergunta 94*). Uma razão para concluir isso é que os índices de desconhecimento são muito mais baixos em pessoas com Demência Vascular ou doença de Huntington com a mesma gravidade. Mesmo que eu esteja errado, e essa incompreensão ou negação sejam o resultado de uma incapacidade de aceitar o diagnóstico, o ponto principal é que o paciente está impossibilitado de saber ou não quer saber. Em ambos os casos, tentar convencer a pessoa não é apropriado, pois pode lhe causar incômodo.

Infelizmente, tal desconhecimento pode causar problemas caso seja desaconselhável que a pessoa dirija, saia de casa desacompanhada, fique sozinha, pague as contas, cuide de crianças ou tome medicamentos por conta própria.

Sugiro que você lembre sempre ao seu marido que o diagnóstico foi feito pelo médico dele. Você pode dizer: "Não se esqueça, foi o Dr. Smith quem fez o diagnóstico". Assim, se ele discordar, poderá falar: "Bem, temos uma consulta com o Dr. Smith dentro de algumas semanas. Você precisa dizer-lhe abertamente que não concorda com ele". Se houver algo que ele não deva fazer por conta do perigo, você poderá acrescentar: "Enquanto isso, não acho que você deveria [seja qual for a atividade, como caminhar sozinho] até que o Dr. Smith dê permissão".

63. Como devo iniciar uma conversa com a minha esposa, diagnosticada com demência em estágio inicial, sobre a obtenção de suporte adicional quando, enfim, ela precisar de mais cuidados?

A resposta depende do fato de sua esposa estar ciente do diagnóstico e de conseguir perceber que tem um problema. Se ela for capaz de reconhecer que tem demência ou problemas de memória, sugiro que vocês tenham uma conversa sobre os planos futuros. Um bom ponto de partida é constituir instrumentos de procuração permanente e redigir um testamento, caso vocês ainda não os tenham providenciado, ou revisar esses instrumentos, se já os tiverem feito. Essa discussão pode proporcionar uma abertura para conversar e planejar uma série de cenários possíveis para o futuro.

Use a resposta dela como parâmetro para saber o nível de aprofundamento ao qual é possível chegar. Se ela estiver ficando inquieta ou chateada, então é melhor recuar um pouco. Em geral, recomendo que procure reconhecer o incômodo que ela possa estar sentindo ("sei que é difícil falar sobre isso. Para mim, também é"), mas se isso passar a perturbá-la ainda mais, pare e retome a conversa outro dia. Se ela estiver em condição de conversar sobre esses assuntos, talvez seja útil discuti-los, considerando os possíveis desdobramentos ("e se eu ficar doente ou não puder mais ajudá-la tanto quanto for necessário?"). Se a resposta dela for "Ah, isso nunca vai acontecer", é bom dizer: "espero que não, mas o que deveríamos fazer caso eu não possa lhe dar a ajuda de que você precisa?".

Essas conversas são difíceis para a maioria das pessoas. A demência pode fazer com que alguns indivíduos se tornem incapazes de participar, seja por causa do comprometimento da capacidade de raciocínio, seja pelo fato de ficarem aborrecidos com facilidade ou por lhes faltar discernimento.

No entanto, é possível que os pacientes ainda consigam discutir essas questões de uma maneira genérica. Tente manifestar a sua preferência pelo que gostaria que acontecesse e, depois, pergunte o que a sua esposa faria. Por exemplo: "Se eu ficasse muito doente e precisasse de mais ajuda do que você poderia oferecer, eu desejaria [o que você quisesse, como ser atendido por profissionais de saúde em nossa própria casa]. E quanto a você?".

Infelizmente, algumas pessoas não são capazes de conversar sobre esses problemas, mesmo quando sua demência se encontra em estágio leve. Se vocês já tiveram discussões anteriores sobre esses assuntos, pense em usar tais conversas como um indicador das preferências da sua esposa.

64. Minha filha de 10 anos perguntou várias vezes por que seu avô, que foi diagnosticado com Alzheimer, mudou. Eu deveria conversar com ela sobre o diagnóstico dele? O que ela será capaz de entender?

Acho que você deveria conversar com a sua filha e usar as respostas dela para ajudá-lo a decidir qual o grau de aprofundamento possível. Explique, no mínimo, que o que ela notou é provocado por uma doença. Sugiro enfatizar que o avô a ama, e que a família ainda o ama. Destaque as coisas que eles gostam de fazer juntos. Se ela perguntar sobre a enfermidade, é razoável revelar o nome da doença. Existem vários livros escritos sobre a doença de Alzheimer para crianças e adolescentes. Talvez ela queira ler sozinha e fazer perguntas ou talvez prefira que você leia com ela.

65. Meu pai de 78 anos tem cuidado da minha mãe há quase três anos. Sugeri várias vezes que ele frequentasse um grupo de apoio, mas sempre me responde que não precisa. Há algo que eu possa dizer para convencê-lo disso?

Em meu entender, os grupos de apoio são um recurso maravilhoso. Sempre incentivei os cuidadores com quem interajo a considerar frequentá-los. Os grupos de apoio são uma excelente fonte de informações sobre os recursos existentes na comunidade e sobre possíveis soluções para os problemas mais desafiadores. Eles também são uma fonte de suporte emocional vinda de pessoas que estão enfrentando desafios semelhantes. Dito isto, os grupos de apoio não são para todos. Alguns cuidadores demonstram um bom desempenho e não precisam de ajuda ou informações. Outros cuidadores são muito "fechados" para a experiência que os grupos oferecem. Se o seu pai parece estar se saindo bem, acho que você não deveria tentar convencê-lo a participar de um grupo.

Por outro lado, se ele parecer cansado, irritado ou sobrecarregado, sugiro que compartilhe gentilmente essas observações com ele e diga-lhe que existem muitas fontes de apoio disponíveis. Dentre elas, estão familiares, amigos, clérigos, serviços de aconselhamento e grupos de apoio.

Se seu pai estiver sofrendo emocionalmente, recomendo que diga que está preocupado tanto com a sua mãe quanto com ele, e que a ajuda que vier a receber será benéfica para ambos. Se ele estiver preocupado com os custos, descubra se há alguma taxa a ser paga; a maioria dos grupos de apoio é gratuita. Você poderia se oferecer para participar do grupo com ele para fazer um teste. Se ele continuar a resistir ao recebimento de ajuda e parecer estar piorando, talvez devesse perguntar se seu pai não gostaria de levar em consideração os cuidados temporários ou um centro de cuidados prolongados para a sua mãe.

66. Minha mãe sempre foi alegre e uma excelente cuidadora do meu pai há muitos anos. Recentemente, porém, ela parece estar triste e deprimida. Ela conversa muito menos ao telefone, sinto que não quer ver os meus filhos e começa a chorar sem motivos aparentes. Eu disse que estava ficando preocupada com uma possível depressão, mas ela descartou essa hipótese, dizendo que aquilo fazia parte de seu papel de cuidadora. O que você acha?

Embora a tarefa de ser cuidador duplique ou triplique o risco de a pessoa se sentir anulada, a maioria dos cuidadores não desenvolve depressão. Mas o fato de sua mãe parecer estar diferente em relação ao jeito habitual de ser sugere que ela esteja passando pelo problema; sua energia reduzida, a evitação de atividades normalmente apreciadas e o choro frequente reforçam essa hipótese.

Sugiro que você fale várias coisas para sua mãe. Primeiro, diga que está percebendo o quanto ela mudou como pessoa e que essa não é uma consequência natural de ser cuidadora. Diga que ela está manifestando alguns sintomas (listados no parágrafo anterior) que apontam para um quadro de depressão. Esclareça que você está apenas recomendando que ela se submeta a uma avaliação e que, se você estiver errado, ficará aliviado. Finalmente, fale que há fortes evidências de que a depressão responde ao tratamento, e que as pesquisas demonstraram que, quando a depressão de um cuidador melhora, o humor e o comportamento da pessoa com demência também melhoram.

67. Confesso que gritei com meu marido duas vezes no mês passado. Ele tem demência, e eu sei que está errado, mas aconteceu tão rapidamente que não consegui controlar. Nunca bateria nele, mas me sinto muito culpada. Isso significa que deveria colocá-lo em uma clínica de repouso?

A culpa e a frustração são comumente vivenciadas por cuidadores de pessoas com doenças crônicas, particularmente por cuidadores de pacientes com demência. A culpa pode ser um sinal de que você está sobrecarregada, portanto, deveria perguntar a si mesma se precisa de mais ajuda em casa, de umas breves férias ou do amparo oferecido por um grupo de apoio (*veja a pergunta 53*).

Estou supondo que você não faça parte de nenhum grupo de apoio; se fizer, não deve ter mencionado que gritou com o seu marido. Se tiver mencionado, provavelmente deve ter descoberto que quase todos os participantes do grupo já fizeram a mesma coisa uma vez ou outra. E, assim como você, todos devem ter expressado seu arrependimento quanto a isso.

Perder a calma com frequência sugere a sobrecarga do cuidador, porém episódios ocasionais são tão comuns que eu os considero normais. Encontrar uma via de escoamento para a sua frustração, como conversar com amigos, ingressar em um grupo de apoio ou discutir o assunto com um clérigo, pode ser algo útil, assim como se afastar um pouco da prestação de cuidados. Se o problema persistir, considere conversar com um orientador psicológico. Se essas medidas não ajudarem, você deveria pensar em situações de habitações alternativas.

68. Como é possível dar apoio a longa distância a um cuidador?

Apenas metade dos familiares vive próxima a um ente querido diagnosticado com a doença de Alzheimer, aproximadamente. Na maioria das vezes, quando há um parceiro morando com a pessoa ou familiares por perto, são eles que assumem a maior parte das responsabilidades. Acho que é essencial a família que mora longe ter consciência disso, pois, de modo geral, é difícil afirmar quais são exatamente os problemas estando longe.

Um primeiro passo importante para as pessoas que estão distantes é reconhecer que as que moram perto têm mais probabilidade de conhecer as questões do dia a dia, tanto as positivas quanto as negativas. Compreenda que tanto o indivíduo com a doença quanto quem presta cuidados precisam de apoio. Sugiro que você se faça presente regularmente por telefone. Em minha opinião, o telefone é melhor do que as mensagens de texto ou e-mail, pois é mais pessoal, e você pode detectar certas circunstâncias pela escuta que não podem ser captadas pela escrita. Se mantiver um contato com frequência, seja sensível à possibilidade de o cuidador perceber que você também está interessado em saber como ele tem passado. Se for esse o caso, assegure ao cuidador que deseja se manter informado e ajudar, mas que não está questionando a capacidade dele. Se estiver preocupado com o fato de o cuidador estar sobrecarregado ou de não poder mais auxiliar com o que é necessário, você deveria tentar fazer uma visita pessoalmente para analisar a situação.

Acredito que, quanto mais dados as pessoas tiverem, maior a probabilidade de descobrir o que precisa ser feito. Peça ao cuidador para informá-lo sobre os resultados das consultas ao médico e a outros profissionais após cada contato. Reconheça que muitos cuidadores presenciais ou próximos acreditam estar mais familiarizados com a situação. É bem possível que isso seja verdade. Pergunte quais são as observações e as opiniões deles.

Faça visitas sempre que possível para observar como estão indo as coisas e avaliar o que é preciso. Se possível, preste determinados cuidados você mesmo e ofereça alguma folga à pessoa encarregada da maior parte dos cuidados. Certifique-se de que a sua visita não está aumentando as responsabilidades do cuidador.

Incentive os cuidadores locais a utilizarem as agências e os centros de apoios disponíveis. Seja sensível à possibilidade de eles enxergarem isso como a admissão de uma derrota. É importante reconhecer que, normalmente, os cuidadores podem se mostrar relutantes em solicitar ajuda extra; talvez você consiga convencê-los de que obter esse auxílio é melhor para o paciente e para o cuidador. Se o cuidador acreditar que ninguém é capaz de fazer um trabalho tão bom quanto ele, demonstre empatia pelo seu dilema — talvez ele esteja certo, mas, ainda assim, a obtenção de ajuda pode fazer com que as coisas corram de maneira mais harmoniosa. Possivelmente, seja necessário repetir várias vezes a sua oferta para aliviar o cuidador.

69. Como encontro alguém para me ajudar em casa?

Obter ajuda em casa pode prolongar a capacidade de a pessoa permanecer em sua própria casa, uma meta de quase todos os indivíduos com demência e seus cuidadores. Alguns precisam de auxílio em tarefas, como dar banho, vestir ou mover uma pessoa acamada de lugar, enquanto outros precisam de ajuda na preparação das refeições, na limpeza doméstica ou para fazer uma pausa na prestação de cuidados. Todos esses motivos são válidos para a obtenção de assistência em casa, e claro que existem muitos outros.

Várias agências fornecem esse tipo de ajuda. Se você conhecer outras pessoas que já obtiveram auxílio, pergunte a elas, pois poderão recomendar uma agência ou uma pessoa específica que as tenha amparado ou encaminhá-lo a alguém que saiba sobre a disponibilidade de outros serviços e profissionais. Se estiver participando de um grupo de apoio, pergunte às pessoas se podem indicar alguém ou uma agência. Um assistente social pode conhecer uma agência que preste atenção especial às necessidades de pacientes com demência.

Verifique se a agência tem seguro. Isso significa que o escritório analisou as credenciais das pessoas contratadas e tomou providências para que você seja reembolsado caso ocorra algum roubo ou abuso financeiro.

Se você não estiver satisfeito com o cuidador escolhido, informe a agência. Revele abertamente quais são as suas preocupações e pergunte se há alguém que possa melhor atender às suas necessidades. Se tiver contratado uma pessoa diretamente e não estiver satisfeito com os serviços prestados, poderá dispensá-la e tentar achar alguém mais adequado, mas lembre-se de que talvez não seja tão rápido encontrar um substituto.

> Se estiver procurando ajuda em casa, pergunte a outras pessoas que já obtiveram esse tipo de auxílio. Elas podem recomendar profissionais, agências ou serviços de referência.

70. Meu pai tem demência e será internado para fazer uma cirurgia de prótese no quadril. Preciso me preocupar com alguma coisa por conta da patologia?

A demência aumenta o risco de ele desenvolver alucinações como uma complicação da anestesia, da cirurgia ou da assistência médica pós-operatória. O delírio é caracterizado por um agravamento repentino da cognição (pensamento) e por um nível alterado de alerta (as pessoas ficam sonolentas ou hiperalertas), que pode prolongar as internações hospitalares, interferir na recuperação e na reabilitação, elevar o custo dos cuidados e aumentar o risco de morrer no ano seguinte.

É importante ressaltar que o delírio pode ser evitado se as seguintes medidas forem tomadas:

- A pessoa for lembrada frequentemente de onde está e por que está ali ("você fez uma cirurgia de prótese no quadril ontem e ficará no hospital por alguns dias");
- A equipe médica prestar atenção especial à condição de fragilidade do paciente;
- Os medicamentos forem monitorados cuidadosamente e a pessoa tomar as menores doses possíveis;
- A iluminação for adequada durante o dia e minimizada à noite;

- Os ruídos desnecessários forem eliminados;
- A pessoa for incentivada a andar o quanto antes e o quanto seja seguro sob o ponto de vista médico;
- A fisioterapia e a terapia ocupacional forem iniciadas o mais rápido possível.

Recomendo que um familiar ou um cuidador pago fique com o seu pai 24 horas por dia. Essa pessoa deveria lembrá-lo, sempre que for necessário, de onde ele está e por que está ali, tendo em mente que, depois de apenas alguns minutos, talvez ele não se lembre mais do que foi informado. Essa pessoa também pode responder as perguntas do seu pai, mantê-lo estimulado quando estiver acordado e ligar para a equipe se houver algum problema.

71. Minha mãe, que foi diagnosticada com doença de Alzheimer há vários anos, começou a me acusar de roubar seu dinheiro. Isso realmente me magoa, porque ela mora conosco e sou sua principal cuidadora. Sei que essas ideias provavelmente são provocadas pela doença, mas ainda me dói muito quando ela diz isso.

Esta é uma ocorrência comum e inquietante. Você sabe que não é verdade, mas as outras pessoas que estão ouvindo a acusação talvez não saibam. Se isso estiver ocorrendo, informe, discretamente, que se trata de um sintoma da doença dela.

Se mais alguém estiver sendo acusado, faça o possível para descobrir se a acusação é verdadeira. Infelizmente, existem pessoas que se aproveitam daqueles que estão doentes e em situação de dependência.

O paciente que está fazendo as acusações pode ter trocado uma bolsa ou uma carteira de lugar e estar declarando que alguém a pegou. Nesse caso, pergunte se você pode ajudar a procurar. Se isso contribuir, mantenha uma bolsa ou uma carteira extra no quarto do paciente em questão. Algumas pessoas se tranquilizam se tiver algum dinheiro disponível. Se contar cédulas ajuda a acalmar a sua mãe, mostre a ela a carteira com o dinheiro e saia dizendo alguma coisa do tipo: "Entendo o quanto você ficou chateada quando não conseguiu encontrar a sua carteira".

Uma abordagem que costuma ser eficaz é distrair e reconfortar o paciente. Se você lhe disser que vai investigar, mas perguntar se ele poderia ajudá-lo momentaneamente com alguma tarefa ou sugerir que conte o que aconteceu no início do dia, talvez a pessoa se envolva e se esqueça das acusações que fez, pelo menos durante um tempo.

Evite medicamentos antipsicóticos sempre que possível (*veja a pergunta 52*). Suspeitas e acusações não deveriam ser tratadas com medicamentos, a menos que coloquem a pessoa ou alguém em risco.

72. Meu irmão foi diagnosticado com doença de Alzheimer e, no momento, está com muita dificuldade para encontrar palavras e nomes. Eu deveria ajudá-lo ou é melhor que ele estimule a própria memória, tentando encontrar por si mesmo as palavras que pretende dizer?

Quando praticamos exercícios físicos, pensamos que quanto mais as pessoas treinam, mais benefícios obtêm. No entanto, sabemos que quando as pessoas estão com alguma lesão física e se mostram incapazes de realizar uma atividade, elas serão mais bem-sucedidas se lhes oferecermos a ajuda de que precisam para funcionar e participar ativamente. Por exemplo, se alguém tiver sofrido um acidente vascular cerebral e estiver muito debilitado em um dos lados do corpo, fornecemos o apoio necessário para que se levante e caminhe — uma bengala ou um andador, por exemplo —, e montamos um programa de reabilitação com o objetivo de fortalecer seus músculos enfraquecidos.

Um princípio semelhante deveria ser aplicado para auxiliar as pessoas com demência e com outras doenças que afetam as funções cognitivas. Muitos indivíduos que têm problemas para encontrar palavras ficam frustrados com a dificuldade em recuperar as frases que desejam dizer. Essa frustração torna ainda mais árdua a recuperação do vocabulário que estão buscando. Assim, chego à conclusão de que quase todas as pessoas com comprometimento de linguagem causado por demência (*veja a pergunta 8*) têm melhor rendimento quando a palavra que parecem estar procurando é oferecida a elas. Isso permite que a conversa possa continuar. Se não tiver certeza de qual é a palavra que o seu irmão está tentando dizer, você pode sugerir várias para ele escolher.

Há ocasiões em que, se tentar fornecer a palavra que as pessoas estão procurando, elas ficam mais frustradas ou irritadas. Se isso estiver acontecendo com frequência, pare de dar sugestões. Você pode perguntar o que elas preferem, mas, de modo geral, essas pessoas não conseguem entender a pergunta nem expressar um desejo.

Alguns pacientes com distúrbios de linguagem causados pela doença de Alzheimer ou pela *Demência Frontotemporal* (DFT) não reconhecem os próprios impedimentos ou são incapazes de usar palavras para esclarecer o que pretendem dizer. Às vezes, as pessoas com esse tipo de afasia não conseguem reconhecer que estão tendo problemas para se comunicar.

Há quem possua problemas de linguagem, mas são capazes de entender sinais não verbais, ou seja, a comunicação é feita por meio de informações visuais ou táteis. Por exemplo, se você pedir a alguém para ir até a mesa de jantar e girar o seu corpo naquela direção, é mais provável que a pessoa compreenda a sua solicitação desse jeito do que se usar apenas palavras. Tocar suavemente o cotovelo da pessoa e direcioná-la para a sala de jantar é uma maneira de comunicar não verbalmente a mesma informação.

> Quase todas as pessoas com comprometimento de linguagem causado por demência têm melhor rendimento quando a palavra que parecem estar procurando é oferecida.

73. Existe algo que eu possa fazer quando a minha esposa se recusar a tomar seus medicamentos?

É importante garantir que ela (e cada um de nós) esteja tomando apenas os medicamentos necessários e potencialmente benéficos. Às vezes, reduzir o número de pílulas pela eliminação de medicamentos desnecessários, pela administração da menor posologia diária possível e pela maximização da quantidade de medicamentos em uma única pílula pode ajudar a resolver esse problema.

Pergunte à sua esposa se há algum motivo para ela não querer tomar os remédios. O gosto é ruim? Se ela estiver tomando pílulas, é doloroso engoli-las? Ela sente que sua situação é desanimadora e que tomar o medicamento não fará nenhuma diferença? Se a sua esposa conseguir expressar um motivo, existe alguma providência que possa ser tomada para melhorar a situação?

Alguns medicamentos têm formulações de ação mais prolongada, sendo igualmente eficazes, com a vantagem da redução da posologia. Pergunte se ela prefere a versão líquida. Descubra se existe o remédio em forma de adesivo e, se estiver disponível, pergunte se isso lhe parece mais aceitável. Verifique se sua esposa se sente mais confortável tomando alguns comprimidos por vez e não em intervalos de quinze a vinte minutos.

Algumas pessoas são mais receptivas aos cuidados em determinada hora do dia do que em outra. Se sua esposa estiver recusando medicamentos, pergunte ao médico que a atende se você pode administrá-los quando ela tende a cooperar mais. Existem remédios em que uma dose pode ser pulada com segurança de vez em quando, mas isso é incomum. Por isso, pergunte ao médico o que fazer se uma dose for pulada.

É importante descobrir se a pessoa que está rejeitando o fármaco tem capacidade de fazer uma escolha com base nos riscos e nos benefícios da medicação. Essa determinação depende de uma avaliação de competência, feita por um profissional. Uma das razões para se preparar uma procuração permanente para saúde é que a pessoa designada pode fazer tais julgamentos em nome de quem tenha se tornado, e tenha sido declarado, incompetente para tomar essas decisões. Só porque um indivíduo com demência recusa um medicamento, um exame médico ou uma intervenção clínica, não significa que ele não tenha competência para tomar decisões. Se a pessoa for competente e capaz de avaliar riscos e benefícios, devemos respeitar seu desejo.

As pessoas têm opiniões diferentes sobre inserir comprimidos triturados dentro de alimentos, como purê de maçã, ou dissolvê-los em um líquido, caso uma pessoa esteja se recusando a tomar medicamentos. Acredito que seja apropriado fazê-lo se o indivíduo tiver perdido a competência para tomar decisões médicas e se o indivíduo encarregado de tomar as decisões em seu nome concordar que essa abordagem é aceitável. Reconheço que isso é uma desconsideração à liberdade de escolha de uma pessoa, mas, se ela tiver sido declarada incapaz de tomar decisões médicas, também não estará apta a fazer opções fundamentadas.

74. Estou preocupada com a possibilidade de meu marido sair de casa andando sem rumo. Quero que ele fique seguro, mas também quero que tenha o máximo de independência possível. Que tecnologia posso usar para tornar as coisas mais seguras?

Valeria a pena pensar em uma tecnologia antiga: uma pulseira com o nome da pessoa, números de telefone com os contatos de emergência e diagnóstico. Se ele tiver o hábito de carregar consigo uma carteira, insira um cartão com essas informações em um ou em vários compartimentos.

Os telefones celulares oferecem recursos capazes de aprimorar a segurança pessoal. Muitos aparelhos têm aplicativos de saúde ou configurações de emergência que podem ser acessados mesmo se o telefone estiver bloqueado. Coloque o seu número e o de outros contatos de emergência em "favoritos", para que alguém possa se comunicar com você. Registre as informações de contato na agenda do telefone, sob os nomes de "esposa", "filho", "filha" e "amigo", para identificar quem deve ser contatado em caso de emergência.

Talvez seu marido ainda se lembre de como usar o celular, independentemente de estar se mostrando mais esquecido. Facilite o máximo possível os telefonemas dele e estimule-o a fazer ligações para você. As pessoas com Alzheimer preservam a capacidade de aprender tarefas novas por um longo tempo, ainda que tenham problemas para se lembrar de eventos recentes. É por isso que, talvez, o seu marido seja capaz de aprender a usar um telefone celular, mesmo que nunca tenha tido um antes, ou de aprender uma nova maneira de entrar em contato com você usando um telefone que ele já possua há algum tempo (*veja a pergunta 37*).

Ligue para seu marido regularmente para que seu nome e número apareçam em "chamadas recentes", outro local em que um estranho pode buscar contatos de emergência. Se você tiver gravado suas informações de contato como "esposa" e "contato de emergência", estas aparecerão na lista de chamadas.

Existem aplicativos que podem ajudá-la a localizar ou acompanhar o seu marido. Eles variam de acordo com o fabricante e a operadora do telefone. Têm nomes, como "Encontre Meus Amigos" e "Encontre Meu Telefone". O aplicativo *Health App*, por exemplo, possui um botão para chamada de emergência. Os chips localizadores, feitos para ajudar a encontrar objetos, podem ser colocados dentro de uma carteira, bolsa ou qualquer outro objeto que a pessoa tenha o hábito de usar ou portar.

75. Meu marido fica perambulando muito pela casa. Isso é ruim para ele ou é um bom exercício?

Palavras como "vagando" e "perambulando" não são fáceis de definir. Muitas pessoas com demência parecem andar pela casa ou por uma instituição sem uma meta definida, mas é importante questionar se isso é mesmo um problema ou por que deveria ser.

De modo geral, livros e canções que falam sobre "andarilhos" e "homens errantes" descrevem tais ações de maneira positiva. Parto do princípio de que alguns indivíduos optam por andar mais do que outros e de que isso não é, necessariamente, algo negativo. Aliás, o termo "andarilho", às vezes, tem conotação negativa.

Pacientes com demência que andam a esmo enquanto os demais permanecem onde estão podem estar se sentindo entediados, perdidos ou desconfortáveis em um lugar desconhecido. Talvez essas pessoas estejam procurando alguma coisa ou um familiar, ou estejam apenas se exercitando.

É mais provável que você encontre atividades das quais a pessoa possa participar e desfrutar se estiver ciente do que apreciava anteriormente e do que é capaz de apreciar hoje. Encontrar atividades nas quais ela se sinta envolvida pode ser um exercício de tentativa e erro (*veja a pergunta 46*). Talvez isso signifique permitir que o paciente participe de uma atividade somente por alguns minutos, depois se levante e dê uma volta para, então, incentivá-la a retomar a atividade um tempo depois.

É bem possível que o seu marido esteja gostando de caminhar e de explorar o ambiente. Para os que se encontram em uma instituição onde não haja perigo nem impacto negativo sobre a qualidade de vida de outros residentes, geralmente é melhor deixar a pessoa andar ou se movimentar (sem interferir). Às vezes, os familiares ficam contrariados quando veem a pessoa se movimentando sem parar. Instruí-los sobre o assunto pode ajudá-los a entender que andar sem rumo não é, necessariamente, um problema.

No entanto, há momentos em que a perambulação coloca os pacientes em risco de danos, em perigo ou faz com que outras pessoas corram algum risco. Os exemplos incluem caminhar ao ar livre em meio ao mau tempo; sair de casa ou de uma instituição e não conseguir encontrar o caminho de volta; e caminhar em um local onde exista o risco de ser atropelado por um carro, ser alvo de violência ou vítima de algum golpe.

Um número muito pequeno de pessoas parece ser "movido a marchar". Esses indivíduos andam incessantemente durante as horas em que estão acordados, não param nem mesmo para se alimentar, e parecem agitados. Tentativas de envolvê-los em atividades não são bem-sucedidas. De modo geral, eles não conseguem confraternizar com seus entes queridos ou outros visitantes. É provável que essa ocorrência rara seja um sintoma de origem cerebral. Não conheço nenhuma intervenção que corrija a andança, por isso ela deveria ser tolerada, a menos que coloque outros indivíduos em risco (por exemplo, se a pessoa vier a esbarrar em pessoas debilitadas). Mesmo que a pessoa esteja correndo o risco de cair e se machucar, o risco de outro dano tende a aumentar ao se tentar restringi-la.

Medicamentos antipsicóticos podem provocar a perambulação e deveriam ser eliminados, sempre que possível.

76. Meu pai tem doença de Alzheimer e não me reconhece. Quando digo que sou Jill, sua filha mais velha, ele fica muito aborrecido e me chama de mentirosa. Vive conosco há dois anos e isso começou faz pouco tempo. Como é possível, se ele ainda consegue me dizer em qual cidade foi criado e a faculdade em que estudou?

Agnosia é a palavra usada para descrever a incapacidade de reconhecer o que é familiar, embora a visão permaneça intacta. Normalmente, a agnosia é um dos sintomas que aparecem no segundo estágio da doença de Alzheimer (*veja a pergunta 8*) e em pessoas que sofreram um acidente vascular cerebral no lobo parietal direito (*veja a figura da pergunta 18*). O fato de seu pai saber onde foi criado sugere que não se trata de um problema de memória. Provavelmente, ele será capaz de dizer o nome de todos os filhos, enfatizando, em seguida, que não esqueceu que tem filhos, nem quem eles são.

Algumas pessoas são incapazes de reconhecer objetos familiares, como um garfo ou sua própria casa, mesmo que tenham vivido lá por muitos anos. Há pacientes que conseguem ver apenas um objeto por vez, mesmo quando há muitos objetos em seu campo de visão. Há também aqueles que conseguem enxergar apenas um dos vários alimentos que estão em seu prato. A agnosia pode ser diferenciada do esquecimento, pois o indivíduo com agnosia é capaz de lhe falar sobre a pessoa cujo rosto ele não consegue reconhecer, descrever detalhes sobre a aparência de sua casa ou discorrer sobre o aspecto de diferentes alimentos.

Tentar convencer seu pai da "verdade" o deixará apenas mais aborrecido, porque a capacidade dele de reconhecê-la está comprometida, e essa informação não tem o poder de corrigi-la. Muitas pessoas com esse sintoma se sentem à vontade com seus entes queridos, embora não sejam capazes de reconhecê-los expressamente. Talvez seu pai a reconheça pela sua voz, mas não pelo seu rosto.

A agnosia pode ser um sintoma especialmente perturbador para os cuidadores. Talvez seja útil discutir a sua inquietação com outras pessoas que se disponham a ouvi-la. Lembre-se de que esse sintoma não afeta o amor que ele sente por você. Isso não fará com que a perturbação desapareça, mas pode atenuá-la um pouco.

77. Como diferenciar a incontinência da incapacidade de reconhecer o caminho até o banheiro?

Por incontinência, acho que você quer dizer a incapacidade de controlar voluntariamente a micção e a função intestinal. Uma pessoa que desenvolve incontinência deve ser avaliada por um médico ou enfermeiro para se certificar de que tal condição não está sendo causada por uma infecção ou outro problema passível de tratamento. Se a avaliação não encontrar nenhuma causa tratável, então você pode se concentrar na possibilidade de evitar os problemas associados à incontinência.

Sua pergunta destaca o fato de que há vários motivos possíveis para os adultos não conseguirem usar o vaso sanitário corretamente. As pessoas podem ter incontinência por serem incapazes de encontrar o vaso sanitário; de reconhecê-lo; ou de se sentar sobre ele, já que estão de costas e não conseguem visualizá-lo (exatamente o que acontece quando nos sentamos sobre o vaso). A incontinência também pode ser decorrente do fato de as partes do cérebro que controlam voluntariamente a micção e a evacuação intestinal terem sido destruídas por alguma doença cerebral.

Os problemas de percepção que se desenvolvem no estágio intermediário da doença de Alzheimer explicam a incapacidade de as pessoas perceberem com precisão o vaso sanitário (elas não sabem o que estão vendo, portanto, não reconhecem aquele objeto) e a incapacidade de se sentarem sobre o vaso quando estão de costas para ele. Esses pacientes não conseguem formar uma imagem mental quando não estão olhando para o vaso sanitário e são incapazes de abaixar o corpo e se sentar sobre algo que não conseguem ver. Esses são exemplos de agnosia, a incapacidade de reconhecer um objeto familiar ou de localizar espacialmente um objeto para o qual não estamos olhando diretamente (*veja as perguntas 8 e 76*).

As pessoas podem apresentar incontinência por não saberem onde o banheiro está localizado, seja em casa ou em uma instituição. Curiosamente, muitos indivíduos com doença de Alzheimer conseguem aprender a localização do banheiro algumas semanas após se mudarem para uma nova casa ou casa de repouso.

As pessoas, especialmente os homens, podem urinar em vasos ou plantas. Isso sugere que ainda preservam algum controle voluntário, mas não sabem onde fica o banheiro, não conseguem reconhecer um vaso sanitário ou não sabem como usá-lo.

A maioria dos pacientes com demência avançada perde a capacidade de iniciar e interromper voluntariamente a micção e os movimentos intestinais.

Independentemente da causa, muitas pessoas que desenvolveram problemas de incontinência podem se manter secas, caso passem a seguir uma rotina no uso do banheiro. Isso significa incentivá-las a usar o vaso sanitário ou levá-las ao banheiro a cada duas horas. Para determinar se a rotina será útil, é necessário que seja seguida o mais rigorosamente possível. A cada duas ou três horas significa obedecer exatamente a isso. Na prática, talvez você não consiga cumprir sempre, mas é algo que deve ser viável na maioria das vezes.

Algumas pessoas com demência e incontinência podem não gostar de seguir uma rotina ou se sentirem constrangidas por acharem que estão sendo tratadas como crianças. É mais provável que você seja bem-sucedido se usar de informalidade ao fazer a sugestão de ir ao banheiro. Quanto mais você tornar isso natural — por exemplo, "Já que vamos ao supermercado, por que não tenta ir ao banheiro antes de sairmos? Você sabe o quanto é difícil acessar o banheiro lá" —, menor será a probabilidade de ser interpretado como um insulto.

> Incentivar as pessoas que apresentam incontinência a usar o banheiro a cada duas horas pode ajudá-las a ficarem secas durante o dia.

78. Como posso auxiliar meu marido a dormir melhor? Como faço para amenizar seus medos no meio da noite? O médico receitou medicamentos para dormir, mas eles não estão funcionando.

A perturbação do sono é comum na demência. Como em qualquer outra questão sensível, é importante fazer várias perguntas.

1. Por que isso constitui um problema? É uma dificuldade para a pessoa com demência? Um problema para o cuidador? Para as outras pessoas?
2. Se o problema estiver causando desconforto para o paciente ou colocando a pessoa em risco, o mesmo deveria ser solucionado. Se for um problema para o cuidador, mas não para a pessoa com demência, é razoável perguntar se o cuidador é capaz de se adaptar ao horário de sono do paciente. Se a questão estiver afetando a sua

capacidade de continuar cuidando do seu marido, então deve ser identificado mesmo como um problema e haver um esforço para resolvê-lo.

3. Quais são as causas prováveis da perturbação do sono do seu marido? Discutir esse problema com um profissional que tenha conhecimentos sobre demência pode ajudar a esclarecer se o distúrbio está relacionado a alguns dos seguintes itens:

- *Medicamentos ou substâncias estimulantes.* Os diuréticos administrados à noite ou na hora de dormir podem interromper o sono, fazendo com que a pessoa desperte para urinar. Bebidas que contenham cafeína ou alimentos ingeridos junto ou após o jantar podem contribuir para a dificuldade em adormecer. Alguns fármacos administrados para melhorar o sono podem sedar uma pessoa, mas também inibem a fase do sono caracterizada pelos sonhos (REM[8]) e causam o despertar no meio da noite. O álcool também é capaz de fazer isso e ainda atua como diurético. Medicamentos antidepressivos e medicamentos para tratar o Alzheimer tendem a causar sonhos vívidos que fazem as pessoas despertarem. Se os medicamentos prescritos forem as possíveis causas, pergunte ao profissional que os prescreveu se eles podem ser suspensos, se a dose pode ser reduzida ou se podem ser adminis-

---

8 [N. do T.] Na sigla em inglês, REM corresponde a Rapid Eye Movements, ou movimentos rápidos dos olhos. A fase REM é considerada a última e a mais profunda das quatro fases do sono. Nela, há uma inatividade completa dos músculos voluntários do corpo, à exceção dos músculos que controlam os olhos que, mesmo fechados, se movimentam intensamente. A fase REM é caracterizada, ainda, por intensa atividade cerebral. É nessa etapa que predominam os sonhos, a consolidação da memória de curto prazo, o processamento de experiências e a aprendizagem de conhecimentos adquiridos durante o dia.

trados em outro horário do dia. Se não forem medicamentos prescritos, faça essas alterações por conta própria. Se o seu marido for capaz de entender, converse com ele sobre o motivo de você estar tomando essas decisões.

- *Enfermidades,* como insuficiência cardíaca crônica, podem provocar falta de ar na hora de deitar e interferir no sono. A *Síndrome da Apneia Obstrutiva* do sono (SAOS) causa um frequente despertar durante a noite, quando a pessoa está adormecida, além de ocasionar sonolência diurna. O ronco é um dos sintomas da SAOS. Outro é parar de respirar enquanto se está dormindo, de modo geral, após um período de ronco.
- A *dor* causada por algum problema de saúde, como a artrite, pode estar interferindo na capacidade de adormecer ou de manter o sono, ou pode fazer a pessoa acordar muito cedo.
- *Falta de atividade diurna*. A prática de atividades físicas durante o dia pode ajudar as pessoas a dormirem melhor à noite. No entanto, nem todas estão interessadas em fazer exercícios. É importante identificar o que a pessoa apreciava em sua vida e em que ela é capaz de se envolver neste momento. Muitos pacientes participarão de atividades que atendam a esses critérios, mas nem sempre. Respeite os desejos da pessoa, mas reconheça que a recusa pode ser um sinal de que ela está se sentindo oprimida.
- A *ansiedade* pode causar dificuldade em adormecer. Na *depressão*, as pessoas costumam adormecer normalmente, mas acordam no meio da noite ou no início da manhã e não conseguem voltar a dormir (*veja a pergunta 49*).

- Um transtorno chamado *transtorno do comportamento do sono REM* está associado à Demência com Corpos de Lewy (*veja a pergunta 16*). Ele é caracterizado por sonhos vívidos, nos quais a pessoa pode se tornar fisicamente agitada, chutar ou socar um "oponente" com o qual esteja sonhando, transmitindo a impressão de estar acordada e assustada.
- A *doença de Alzheimer* pode causar a morte de células cerebrais na área do cérebro que controla o sono (chamada núcleo supraquiasmático). Em minha experiência, os pacientes cujos problemas de sono estão relacionados a danos nessa área têm um ciclo de sono/vigília dramaticamente perturbado — eles dormem por várias horas, depois ficam acordados por muito tempo, dormem novamente e depois despertam. Normalmente, isso ocorre ao longo da maior parte do dia.
- Despertar e sentir que estão em um local desconhecido.

Medidas gerais para serem tentadas:
1. Se uma pessoa acorda assustada, pode ter tido um pesadelo ou ter acordado com a sensação de que está em um local desconhecido. É preciso tranquilizá-la de uma maneira serena, mas confiante. "Você deve ter tido um pesadelo. Estamos em nossa casa e está tudo bem" pode ser suficiente para ajudá-la a se sentir melhor e voltar a dormir. Algumas pessoas ficam mais calmas ao serem abraçadas, acariciadas ou seguradas.
2. Caso houver algum possível distúrbio clínico, converse com o médico da pessoa.

3. Se um medicamento estiver contribuindo para o problema do sono, discuta isso com o profissional que receitou o remédio e pergunte se há outras opções disponíveis.

4. A pessoa com transtorno do comportamento do sono REM ficará mais segura se estiver dormindo em uma cama grande, sem outra pessoa ao seu lado.

5. Alguns estudos mostraram que a exposição à luz intensa durante a manhã ou ao longo do dia melhora o sono noturno. Embora eu não esteja convencido de que isso seja eficaz para melhorar o sono, também não deve ser prejudicial, a menos que gere desconforto à pessoa com demência.

6. Quando o paciente se encontra em uma instituição, permitir que fique acordado à noite e durma quando quiser geralmente é a melhor abordagem, caso um programa de atividades diurnas não o auxilie. Se a pessoa estiver em sua própria casa e a capacidade de funcionamento do cuidador durante o dia ficar comprometida ou seu bem-estar for negativamente afetado, então talvez seja justificável a experimentação cautelosa de uma medicação.

7. Não existe nenhum medicamento aprovado pela FDA e pela Anvisa para tratar distúrbios do sono em pessoas com demência, e não existem estudos convincentes demonstrando a eficácia de qualquer remédio para melhorar a qualidade do sono delas. Porém, se tudo o que foi dito tiver sido levado em consideração, se as intervenções baseadas em tais observações não tiverem ajudado e o problema persistir, e se a incapacidade da pessoa com demência para dormir à noite estiver interferindo

no bem-estar do familiar que faz o papel de cuidador, talvez algum medicamento possa ser testado. Em geral, indutores do sono da classe dos benzodiazepínicos, como Ativan (lorazepam), Valium (diazepam) e Klonopin (clonazepam)[9] tanto podem ajudar quanto causar uma grande piora do sono, da memória e do comportamento, aumentando o risco de quedas; portanto, penso que deveriam ser evitados, se possível. Os medicamentos antipsicóticos aumentam o risco de morte em pessoas com demência e, em minha opinião, não deveriam ser usados como indutores do sono, a menos que haja outro sintoma que exija seu uso (*veja a pergunta 92*). Alguns médicos prescrevem imidazopiridinas, como Ambien (zolpidem), Sonata (zaleplon) ou Lunesta (eszopiclona)[10]; melatonina; ou o antidepressivo Trazodona[11], mesmo que a eficácia desses fármacos não tenha sido demonstrada. Se uma breve experiência com a dose apropriada não obtiver êxito, o medicamento deve ser descontinuado. Novamente, estudos não demonstraram que esses medicamentos sejam benéficos para pessoas com demência.

79. O que posso fazer quando o meu marido, diagnosticado com Alzheimer, insiste em pedir bebidas alcoólicas? Se não

---

9 [N. do T.] Comercializados no Brasil, respectivamente, sob os nomes de Lorax, Valium e Rivotril (medicamentos de referência).
10 [N. do T.] O Ambien e o Lunesta são comercializados no Brasil, respectivamente, sob os nomes de Stilnox e Prysma (medicamentos de referência). O Zaleplon não está disponível comercialmente no Brasil.
11 [N. do T.] Comercializado no Brasil sob o nome de Donaren (medicamento de referência).

houver álcool na casa, ele ameaça sair para comprar. Será que meu marido está bebendo porque quer evitar pensar na própria demência ou porque não consegue se lembrar do quanto já consumiu? O médico disse que ele pode tomar duas doses por dia para relaxar. Ele está se agredindo fisicamente? Isso vai agravar sua demência?

O cérebro lesionado é mais vulnerável a quase todos os fármacos e medicamentos. Isso é especialmente verdadeiro no caso de substâncias que alteram a mente e que são consumidas para afetar o modo como as pessoas se sentem. Parece que o seu marido vem ingerindo álcool há bastante tempo. Alguns pacientes começam a fazer um uso abusivo da bebida como resultado da demência, e isso levanta questões diferentes.

Considerando que você já discutiu isso com o seu médico, presumo que o seu marido não esteja tendo problemas de saúde em consequência de sua atual ingestão de álcool. Se estiver, então reduzir a quantidade de álcool que vem sendo ingerida é a maior prioridade.

Há problemas decorrentes do consumo de bebida neste momento? Ele está mais briguento, agressivo ou emotivo? Isso fez aumentar seu risco de quedas? Novamente, se alguma dessas respostas for positiva, ajudá-lo a reduzir o consumo é altamente prioritário.

Se não houver problemas evidentes e beber for um dos prazeres do seu marido, então concordaria com o seu médico. No entanto, à medida que a demência for evoluindo, é muito provável que ele não seja mais capaz de tolerar o álcool como no passado. Você precisará controlar tanto a entrada de bebida em casa quanto a maneira como será disponibilizada depois.

Talvez você possa ligar para a loja onde o seu marido costuma comprar a bebida alcoólica e pedir que não vendam mais para ele. Se conseguir controlar a quantidade que ele bebe, tente servir menos doses ou diluir as doses que forem servidas.

Ações como servir bebidas diluídas são furtivas e enganosas, mas permitem que ele mantenha o prazer de beber, garantindo, ao mesmo tempo, a redução dos riscos. Se ele detectar a diluição (já aconteceu com pessoas de quem eu tratei) e ficar chateado, então você não deve mais fazer isso.

Tratar o alcoolismo é difícil, independentemente de a pessoa ter demência ou não. Talvez seja necessário consultar um especialista, mas, pelo fato de seu marido ter demência, é improvável que algum programa de tratamento possa ajudá-lo. Como em todas as decisões que envolvem o cuidado de pessoas com demência, você está fazendo o possível para maximizar a qualidade de vida do seu marido e moderar o risco de danos. Com o tempo, o risco pode aumentar. Se isso acontecer, você precisará ser mais restritiva, se for possível. Neste momento, sob a perspectiva do seu marido, o álcool é positivo para sua qualidade de vida. Isso sustenta a permissão para que ele beba, a menos que o álcool represente um perigo.

80. Meu marido tem doença de Alzheimer em estágio avançado e não consegue formar frases completas. Ele parece triste, e temo que esteja deprimido. Como se diagnostica a depressão em uma pessoa que não é capaz de entender nenhum questionamento sobre esse assunto?

Um dos desafios na identificação da depressão em pessoas com demência é que muitas delas não conseguem entender as perguntas que estão sendo feitas ou não conseguem se lembrar de como vêm se sentindo nos últimos dias ou semanas. Os familiares, por outro lado, costumam descrever sintomas compatíveis com a depressão em seu ente querido.

A depressão deveria ser objeto de investigação se uma pessoa:
- Estiver comendo menos e perdendo peso, sem uma causa específica para isso (causas para a perda de peso que devem ser consideradas incluem dificuldade em mastigar alimentos, em engolir alimentos e líquidos, dificuldade em usar talheres, aversão aos alimentos que estão sendo servidos, excesso de distrações nas refeições, câncer e insuficiência cardíaca);
- Ficar apática e não participar de atividades previamente apreciadas;
- Tornar-se menos ativa socialmente;
- Estiver chorando com frequência;
- Estiver fazendo comentários autodepreciativos ("eu sou uma pessoa má") ou de autoculpabilização ("é tudo culpa minha").

81. Minha esposa tem Alzheimer e está me parecendo deprimida. Ela teve um episódio de depressão após o nascimento do nosso segundo filho e está com o mesmo aspecto agora. Será que a orientação psicológica ou a medicação podem ajudar, considerando que ela é uma paciente com demência?

Em minha experiência, pessoas com demência em estágio inicial que estejam cientes de seu diagnóstico podem conversar sobre suas preocupações e sintomas e se beneficiarem ao falar sobre isso. Alguns indivíduos que têm tanto demência quanto depressão clínica (*veja a pergunta 80*) encontram benefícios no aumento da estimulação, na participação em grupos e na atividade física.

Os estudos sobre o uso de medicamentos antidepressivos para o tratamento de pessoas que têm tanto demência quanto depressão mostraram resultados mistos. Metade da amostra apresentou algum benefício e a outra metade, não (*veja a pergunta 49*). Em minha opinião, se os sintomas da depressão forem graves, a medicação deve ser considerada, mas as abordagens não medicamentosas nunca devem ser descartadas.

As pessoas que já tiveram algum episódio de depressão clínica antes do desenvolvimento da demência têm maior probabilidade de ficarem deprimidas após o aparecimento da demência.

82. Não passa um minuto sem que a minha mãe me faça a mesma pergunta, repetidamente. Há algo que eu possa fazer?

Repetir várias vezes a mesma coisa, seja uma pergunta ou uma afirmação, normalmente reflete um grave comprometimento da memória. A pessoa não se lembra de ter acabado de fazer a pergunta ou a afirmação. Também pode sinalizar um comprometimento da linguagem, caso a pessoa com demência seja incapaz de formar frases completas ou de manter uma conversa na qual haja o habitual "vai e vem".

A repetição também pode ser um indicativo de tédio ou do medo de ficar só, ou pode ser uma maneira de as pessoas com demência combaterem a apreensão e a ansiedade associadas ao desconhecimento de onde estão ou do que vai acontecer a seguir. Há várias coisas a serem tentadas. No caso de pessoas apreensivas ou ansiosas, tente tranquilizá-las de que tudo está bem e de que está tomando conta das coisas. Você pode perguntar se elas estão com medo ou preocupadas, mas, se isso as incomodar ainda mais, experimente outras estratégias.

O tédio pode ser combatido procurando envolver o indivíduo em atividades, como caminhar, bater papo com outras pessoas em um grupo, disputar algum jogo ou conversar sobre suas questões preferidas, como o dia a dia de seus netos. As atividades previamente apreciadas têm mais probabilidade de envolver os pacientes do que as atividades das quais eles nunca participaram.

Mudar discretamente o foco da conversa para um tópico relacionado ao que está sendo repetido talvez possa ajudar. Por exemplo, se a pessoa continuar perguntando quando sua mãe virá buscá-la, pergunte-lhe sobre a memória favorita que ela tem da mãe ou aborde outro assunto referente, como a recordação predileta que a pessoa guarda dela (mesmo que a mãe já tenha falecido).

Às vezes, quebrar um ciclo de repetição exige uma mentira. A ética dessa situação é discutida nas *perguntas 88, 96, 97 e 98*.

83. Eu trabalho em uma clínica de repouso. Como podemos saber quando as pessoas com demência grave estão sentindo dor? A demência pode causar hipersensibilidade ou falta de sensibilidade à dor?

A dor é uma questão importante, esteja a pessoa em sua própria casa ou em um centro de cuidados. As causas comuns da demência não comprometem nem diminuem a capacidade de sentir dor, e detectá-la pode ser um desafio. O que a demência compromete, na verdade, é a capacidade de as pessoas expressarem que estão com dor, de descreverem o que estão sentindo e de reconhecerem o que as está incomodando. Se elas tiverem sofrido um acidente vascular cerebral que tenha afetado a sensibilidade, talvez estejam com uma capacidade diminuída ou aumentada de sentir dor em determinada parte do corpo.

Os pacientes com demência talvez não consigam dizer que estão com dor, descrever a hora do dia em que ela ocorre ou identificar o local da dor. Portanto, os cuidadores devem estar atentos à possibilidade de que as pessoas com demência que choram ininterruptamente, não movem uma parte do corpo, afastam-se cada vez mais das atividades, mostram-se mais irritáveis ou tentam agredir alguém estejam em sofrimento. Isso significa que é importante perguntar a todos os indivíduos com demência que estão exibindo algum desses indícios se estão com dor. Talvez consigam responder com precisão, mas talvez não. Se uma pessoa parece estar protegendo ou imobilizando uma parte do corpo, peça permissão para tocá-la e movimentá-la suavemente. Se ela fizer uma careta, então é recomendável aprofundar a investigação. Procure contusões ou outras evidências de alguma lesão.

Se o indivíduo estiver abrigado em uma instituição, informe a equipe e peça que um profissional a examine. Se estiver em casa e a dor for uma possibilidade, informe o médico. Uma avaliação física completa é capaz de detectar e localizar a dor.

Tive pacientes que talvez estivessem sentindo dor, mas nem a família, outros membros da equipe nem eu conseguíamos ter certeza disso. Tentativas de acalmá-los, reorientá-los, comprometê-los ou apenas envolvê-los falharam. Tais situações são incomuns, mas quando ocorrem vale experimentar um analgésico (medicamento para a dor). Administrar várias doses de Paracetamol (Tylenol) ou Ibuprofeno (como Advil, Alivium e Motrin), desde que não seja contraindicado, é uma maneira de avaliar se uma pessoa retraída ou agitada está com dor. A experimentação cautelosa de um opiáceo em baixa dosagem pode ser ocasionalmente apropriada.

84. Às vezes, meu marido chora repentinamente, principalmente quando estamos em público. Por que isso acontece? Posso fazer alguma coisa para ajudá-lo a se sentir melhor?

O choro repentino pode indicar dor, depressão, medo ou sensação de opressão (*veja as perguntas 78, 80, 81, 82 e 83*). Pergunte a si mesma se o choro vem ocorrendo sempre em alguma circunstância específica. Isso pode identificar o fator desencadeador.

Se houver a possibilidade de ser dor ou depressão, converse com o médico. Se o seu marido parecer assustado ou oprimido antes de começar a chorar, pense em mudar o ambiente para torná-lo menos estressante, mais acolhedor e mais sintonizado com as necessidades dele.

Além disso, um distúrbio chamado *Síndrome Pseudobulbar* (SPB), por vezes chamado de labilidade emocional, pode ocorrer em pessoas com danos cerebrais causados por demência, traumatismo craniano, esclerose múltipla, acidentes vasculares cerebrais múltiplos ou *Esclerose Lateral Amiotrófica* (ELA). A SPB é caracterizada por choro ou risada repentinos. Às vezes, há um fator desencadeador, em outras, não. Se houver um fator específico, o choro e o riso são desproporcionais ao tamanho do estímulo. Muitas pessoas que sofrem de SPB descrevem as sensações como mais extremas do que aquilo que, de fato, estão sentindo, e dirão que o choro e o riso não são um reflexo genuíno do que estão vivenciando. Muitos desses indivíduos são capazes de identificar algum fator desencadeador, como, o hino nacional, uma cena triste em um filme ou a fotografia de uma pessoa conhecida e, mesmo assim, afirmar que não estão tão afetados quanto parecem. Certas pessoas choram com facilidade durante toda a vida e, para elas, isso é normal.

Explicar que esse é um sintoma de sua doença ajuda algumas pessoas a aceitá-lo e a se sentir menos angustiadas. Outras se queixam do constrangimento por expressar essa emoção extremada. Um medicamento, o Nuedexta (dextrometorfano/quinidina), foi aprovado pela FDA para tratar esse problema de saúde[12]. Embora não sejam aprovados pela FDA para tratar a SPB, os antidepressivos padrão também são capazes de diminuir ou abolir o choro frequente em algumas pessoas, e podem ser mais econômicos.

85. Minha mãe tem doença de Alzheimer em estágio bastante avançado. Tento visitá-la pelo menos duas vezes por semana, mas não sei o que lhe dizer. É difícil estabelecer uma conversa de verdade. Alguma sugestão?

Quando estava estudando pela primeira vez a doença de Alzheimer, deparei-me com um artigo do psiquiatra geriátrico Jack Weinberg, intitulado *What Do I Say to My Mother When I Have Nothing to Say?*[13].

---

12 [N. do T.] O dextrometorfano/quinidina ainda não está disponível comercialmente no Brasil.
13 [N. do T.] Em tradução livre:, *O que digo à minha mãe quando não tenho nada para dizer?*.

De modo geral, as coisas mais importantes para uma pessoa com demência são as visitas dos entes queridos e não exatamente o conteúdo específico de suas conversas.

No artigo, o Dr. Weinberg respondia à própria pergunta. Em seu relato, ele diz que acabou percebendo que as coisas mais importantes para sua mãe eram as visitas dele e o fato de que ambos estavam conversando, e não exatamente o conteúdo específico das conversas. Ele também havia se dado conta de que ter a mesma conversa várias vezes poderia ser chato para ele, mas não para sua mãe. Ela adorava quando ele contava sobre os netos, sobre seu trabalho atual e outros eventos de sua vida, mesmo que tivessem conversado sobre isso há cinco minutos ou cinco dias.

As observações do Dr. Weinberg me ajudaram a perceber o valor de considerar as coisas sob a perspectiva da pessoa com demência. Estabelecer uma conversa é o que é mais agradável naquele momento. Pouco importa se a pessoa se lembra ou não de ter tido um diálogo semelhante há pouco tempo. As pessoas com grave comprometimento da memória estão vivendo o momento. Para elas, interagir com outras pessoas é sua maior fonte de prazer. Isso pode ajudar a superar os sentimentos de estarem sozinhas, perdidas ou em um local desconhecido.

Sua mãe talvez não se lembre de que a visitou no início daquele dia ou ontem, mas ela saberá, enquanto você estiver conversando com ela, que é filha dela, que vocês são importantes uma para a outra e que se gostam.

86. O que posso fazer para evitar ou me esquivar das acusações de infidelidade que a minha esposa me faz?

Infelizmente, esse é um sintoma relativamente comum. De fato, a primeira paciente do Dr. Alzheimer apresentava esse sintoma. Ela foi ficando cada vez mais aflita e fisicamente agressiva, e esses foram os fatores que levaram o marido a consultar um médico para fazer uma avaliação.

Presumo que as acusações sejam falsas. Infelizmente, às vezes é impossível convencer os outros de que se trata de uma fantasia. No entanto, frequentemente, há aspectos da queixa da pessoa enferma que mostram que a acusação é um sintoma de uma doença, não correspondendo à verdade. Por exemplo, uma paciente que tratei com esse sintoma sempre me dizia que tinha certeza de que seu marido estava tendo um caso, porque, quase todos os dias, ela percebia o cobertor amarrotado sobre a cama de casal.

Também suponho que, assim como o marido da primeira paciente do Dr. Alzheimer, você tenha dito à sua esposa que as preocupações dela não são verdadeiras. Se não tiver feito isso, é razoável fazê-lo uma ou duas vezes, mesmo que seja para se convencer de que não adianta muito. Também vale a pena tentar mudar de assunto; fazer com que ela se envolva em atividades com outras pessoas; inscrevê-la em um centro reacreativo para idosos; e, até mesmo, dizer que deixou de ser infiel.

Nas *perguntas 88*, *96*, *97* e *98*, discuto alguns dos desafios éticos que surgem quando mentimos para uma pessoa com Alzheimer ou não abordamos diretamente suas inquietações, não corrigimos suas ideias errôneas ou desconsideramos suas queixas recorrentes.

Parte do desafio suscitado pelo sintoma que você está descrevendo é que o paciente com demência que está fazendo a acusação costuma repeti-la insistentemente para outras pessoas — filhos, amigos, vizinhos e cuidadores profissionais. Considero justo comunicar a essas pessoas, em particular, que as acusações da sua esposa não são verdadeiras, mas, sim, um sintoma de sua doença. Diga-lhes que você está tentando protegê-la do desconforto que esses pensamentos estão causando e que a ajuda de todos será bem-vinda.

Sugiro reiterar que não há problema se eles quiserem dizer a ela que falarão com você sobre isso, assegurar-lhe de que investigarão a história ou comentar o quanto ela parece aflita. Se alguma dessas respostas impedir a sua esposa de fazer as acusações (em geral, temporariamente) ou se isso parecer ajudá-la a se acalmar, é o melhor que pode ser feito.

> Acusações falsas de infidelidade são comuns. Se você disser à pessoa uma ou duas vezes que isso não é verdade e não adiantar muito, tente:
> - Mudar de assunto;
> - Distrair a pessoa, envolvendo-a em outra atividade;
> - Inscrevê-la em um centro recreativo para idosos;
> - Dizer que você deixou de ser infiel.
> - Se você encontrar algo que funcione, faça-o sempre que precisar, caso seja possível.

Raramente essas crenças levam à agressão física. Se isso estiver acontecendo com frequência e as preocupações não conseguirem ser atenuadas, talvez seja necessária a experimentação cautelosa de uma medicação. Se o sintoma ocorrer apenas quando você estiver presente e o desconforto dela não puder ser aliviado, então você precisa passar menos tempo com ela. Também é importante providenciar um apoio para você mesmo. Acusações como essa machucam. Poder conversar com alguém (um amigo, familiar, clérigo ou profissional de saúde mental) sobre a sua mágoa, frustração, tristeza e perda (do companheirismo dela, por exemplo) não fará o problema desaparecer, mas pode ajudá-lo a não se sentir oprimido.

87. Meu marido sempre foi gentil e calmo. Ultimamente, tem ficado irritado de uma hora para outra. Há algo que eu possa fazer para lidar com seus acessos de raiva?

Em média, 30% das pessoas com doença de Alzheimer passam por aquilo que costuma ser descrito como uma mudança de personalidade. Nem sempre tenho certeza do significado dessa expressão, pois alguns indivíduos parecem ser eles mesmos em muitas situações, mas se comportam de modo diferente, conforme você relatou.

Se o seu marido costuma ser ele mesmo em várias situações, mas fica facilmente irritado, você está descrevendo o que, por vezes, é chamado de reação catastrófica. Esse termo se refere ao fato de que a pessoa parece estar reagindo como se tivesse acontecido uma grande catástrofe, ainda que o fator desencadeador seja de pouca importância ou indiscernível. Reações catastróficas são comuns em pessoas com todos os tipos de doenças cerebrais. Elas refletem um problema na modulação ou na atenuação das respostas emocionais. Acredita-se que tais reações sejam um reflexo de danos aos lobos frontais (*veja a figura da pergunta 18*), a parte do cérebro que avalia as circunstâncias sociais, nos ajuda a usar os processos cognitivos para controlar as emoções e contribui para a flexibilidade mental diante dos desafios.

Em geral, as reações catastróficas tendem a evoluir rapidamente. Elas são caracterizadas por rubor facial, expressões verbais de raiva (incluindo gritos) e, ocasionalmente, expressões físicas, como empurrões ou socos.

Os fatores desencadeadores das reações catastróficas diferem de pessoa para pessoa. Eles podem parecer bem insignificantes, contudo se tornam imensos para aquele determinado paciente. Se os fatores desencadeadores puderem ser antecipados, faça o possível para evitá-los, mas reconheça que nem sempre isso é possível. Dentre os exemplos de fatores desencadeadores que, de vez em quando, são inevitáveis, estão as necessárias rotinas diárias, os cuidados médicos e a evitação de situações inseguras. Além disso, estímulos ambientais, como uma sirene ou o choro de um bebê, podem desencadear uma reação catastrófica.

Algumas vezes, essas reações podem ser detectadas logo no início, especialmente por um cuidador que conheça bem a pessoa. As manifestações iniciais incluem rubor facial, inquietação, resmungos ou sinais de desconforto.

Se os fatores desencadeadores não puderem ser antecipados, evitados ou minimizados, ou se uma reação catastrófica já tiver sido deflagrada, sua gravidade pode ser diminuída ou atenuada distraindo a pessoa ou removendo-a da situação. O prestador de cuidados deve permanecer calmo, mas no controle. Normalmente, é válido reafirmar à pessoa que você reconhece o problema, que está tentando resolvê-lo e que vocês ficarão em segurança. Os prestadores de cuidados deveriam evitar levantar suas vozes, agarrar a pessoa, parecer assustados ou agir de maneira arrebatada. Algumas pessoas com reações catastróficas podem ser auxiliadas se sua instabilidade emocional for reconhecida, mas outras pioram quando sua aflição passa a ser alvo de comentários.

> Nem sempre é possível evitar os eventos que desencadeiam uma reação catastrófica. Medidas que podem ajudar a abortar a reação ou a minimizar sua gravidade incluem:
> - Remover o fator desencadeador estressante;
> - Redirecionar a atenção da pessoa para outra coisa;
> - Permanecer calmo e não ficar aflito;
> - Tranquilizar a pessoa de que o problema está sendo resolvido.

88. Minha esposa chora quase todas as tardes, porque acha que sua mãe deveria vir buscá-la e está atrasada. Quando digo que a mãe dela faleceu há vinte e cinco anos, ela fica ainda mais alterada e começa a chorar.

Muitas vezes, o termo "fenômeno do pôr do sol" é usado para descrever a ocorrência regular de angústia e agitação no fim da tarde ou à noite. Curiosamente, tem sido muito difícil para os pesquisadores identificar se a angústia e a agitação ocorrem com mais frequência em uma determinada hora do dia ou em outra.

É menos importante provar que a fenômeno do pôr do sol existe do que ajudar as pessoas tidas como portadoras desse problema. As causas potenciais incluem tédio, fadiga da pessoa com demência, fadiga do cuidador, número de pessoal reduzido à tarde e à noite e mais barulho e estímulos ao fim do dia, pois as pessoas tendem a deixar as visitas justamente para esta hora. Não estou seguro de que níveis mais baixos de luminosidade tenham um papel importante, uma vez que não há evidências de que a síndrome do pôr do sol ocorra mais tarde durante os dias de verão, quando demora muito mais para escurecer. Talvez você pudesse tentar:

- Programar mais atividades perto do horário em que, normalmente, a pessoa fica alterada;
- Fazê-la tirar uma soneca perto do horário em que ela parece ficar agitada;
- Expô-la a mais luz (alguns estudos indicaram que uma maior quantidade de luz reduz os problemas comportamentais);
- Diminuir o número de visitantes, visitas médicas, deslocamentos e outras formas de estímulo naquele horário.
- Recomendo tentar uma abordagem de cada vez, porque isso facilita a determinação do que está e do que não está funcionando.
- Uma coisa que quase nunca tem muita utilidade é corrigir a pessoa (por exemplo, "querida, você não se lembra? Sua mãe faleceu há vinte e cinco anos"). Consulte as perguntas 96, 97 e 98 para uma discussão mais detalhada.

89. **Meu marido está internado em um ambiente de vida assistida há seis meses. No mês passado, ele passou todo o tempo acompanhado de uma residente. Eles passeiam frequentemente pelos corredores de mãos dadas, conversando entre si. Ultimamente, ele nem parece estar me reconhecendo quando eu o visito. Tenho certeza de que ele foi fiel a mim durante o nosso casamento de quarenta e cinco anos, por isso fico chocada. O que eu deveria fazer?**

Consigo entender a sua surpresa e a sua mágoa. É provável que ele não a reconheça pelo fato de ter um sintoma denominado agnosia, no qual as pessoas não conseguem reconhecer rostos, lugares ou objetos familiares (*veja as perguntas 8 e perguntas 76*). Nesse caso, dizer-lhe quem você é não vai adiantar. O desconhecimento dele não é uma ação proposital. É um reflexo de sua incapacidade de reconhecer quem você é.

Ele pode continuar desfrutando das suas visitas, mesmo que não saiba exatamente quem você é. Se ele não interagir ou se mostrar sempre incomodado, talvez seja necessário diminuir a frequência das suas visitas. Se precisar fazer isso, eu a incentivaria a entrar em contato com a equipe regularmente, para garantir que ele esteja sendo bem cuidado.

Em minha experiência, a capacidade de reconhecer pessoas conhecidas às vezes vem e vai, principalmente quando se trata de um sintoma novo. Talvez ele a reconheça uma vez, e na vez seguinte, não. Quando não a reconhecer, recomendo limitar o tempo que você fica por perto — isso será melhor para ambos.

De certo modo, você está vivenciando uma perda dupla. Seu marido sofreu uma mudança por conta da demência e o seu casamento lhe foi tomado. Discutir os seus sentimentos com a família, amigos, equipe ou um profissional de orientação psicólogica pode ajudar.

90. Meu pai está com câncer em estágio avançado e, provavelmente, morrerá em breve. Minha mãe, que sofre da doença de Alzheimer há cinco anos, parece não ter consciência disso, e nós ainda não trouxemos esse assunto à tona. Deveríamos discutir a doença do meu pai com ela

agora? Se ele morrer, ela se lembrará disso? Se não se lembrar, deveríamos continuar tentando lembrá-la?

O luto é um processo longo. A maioria das pessoas precisa conversar sobre perdas potenciais ou reais e se sentir reconfortada com a capacidade de fazê-lo com pessoas próximas. Se a sua mãe não notou que o marido está doente, é provável, mas não definitivo, que seu desconhecimento seja fruto de sua doença. No entanto, acho que ela deveria ser informada sobre a gravidade da doença dele, porque não podemos ter certeza do que ela sabe e do que não sabe. Você pode usar a reação dela para orientá-lo sobre o que fazer a seguir. Se ela ficar abalada e for capaz de falar sobre seus sentimentos, deveria ser apoiada, ouvida e tratada com empatia, da mesma maneira que você faria com qualquer pessoa em uma situação similar. Se ela não conseguir entender o que você está dizendo, negar que ele esteja doente, ficar reiteradamente transtornada e for incapaz de falar sobre seus sentimentos, você não deve mais tocar nesse assunto.

Eu abordaria a questão de contar a ela após a morte do seu pai de maneira semelhante. Informá-la no momento em que isso acontecer, como você faria com qualquer pessoa, parece apropriado. Se ela esquecer rapidamente, ficar muito angustiada quando você lembrá-la da morte dele e, depois de alguns minutos, se esquecer novamente ou parecer incapaz de conversar sobre isso, é provável que a doença tenha lhe roubado a capacidade de fazer o luto.

Muitas pessoas com demência, inclusive com demência avançada, parecem ter alguma lembrança de uma perda significativa, embora não costumem ser muito precisas nos detalhes. Essa conscientização pode surgir durante uma conversa, mesmo que elas não consigam recuperar as informações quando expressamente solicitadas. Nesse caso, recomendo usar suas reações como um indicador do que fazer a seguir. Se você disser algo como "também sinto muita falta do papai", e a sua mãe ficar muito agitada, eu hesitaria em continuar a conversa. Ajudá-la a se acalmar segurando a mão dela, abraçando-a, ficando simplesmente ao lado dela ou mudando de assunto pode ser melhor. Se ficar emotiva, parecer compreender e estar sendo beneficiada com a discussão, prossiga como você faria com qualquer pessoa nesse momento difícil. No fim das contas, você deve fazer o que parecer melhor para o bem-estar emocional da sua mãe.

91. Por que as pessoas com demência desenvolvem problemas de deglutição?

A deglutição requer a coordenação dos músculos da boca e da garganta e exige o fechamento do tubo respiratório (traqueia) e a abertura do tubo de deglutição (esôfago). Os centros do cérebro que controlam essas funções estão localizados no tronco cerebral, que fica na parte inferior do cérebro (*veja a figura da pergunta 18*).

A maioria das demências progressivas danifica diretamente as áreas do cérebro que desencadeiam e coordenam a deglutição ou danifica as fibras que entram por cima nessas áreas do cérebro. Isso acontece mais cedo em algumas doenças do que em outras.

Quando o mecanismo de deglutição fica paralisado ou descoordenado, líquidos e sólidos podem adentrar os pulmões (pelo fato de a traqueia não ter sido corretamente fechada) em vez de descer pelo esôfago. Isso é denominado aspiração, que pode levar à pneumonia em função de uma irritação química ou de uma infecção.

Se um acidente vascular cerebral danificar o sistema de controle da deglutição, os problemas evoluirão imediatamente. Considerando-se que a maioria das demências avança lentamente, os problemas de deglutição por elas ocasionados também evoluem gradualmente. No início, uma pessoa pode engasgar de vez em quando, especialmente com líquidos finos, como água ou alimentos mal mastigados. Secreções são constantemente produzidas no nariz e na boca, e também podem estimular a tosse ao entrarem no sistema respiratório. Alguns pacientes apresentam refluxo, uma regurgitação do conteúdo estomacal para o interior do esôfago, o que pode levar à aspiração.

Os patologistas da fala e da linguagem podem avaliar o risco de aspiração de uma pessoa e sugerir as medidas que podem ser tomadas para diminuir esse risco, incluindo o uso de líquidos espessos e purê de alimentos. Tais medidas podem reduzir o risco de aspiração, mas não são capazes de evitá-la por completo. Os tubos de alimentação também não impedem a aspiração.

92. Por que as pessoas com demência perdem a capacidade de andar?

Na doença de Alzheimer, as células cerebrais que controlam diretamente os músculos das pernas não são prejudicadas, mas as vias que conectam essas células a outras partes do cérebro ficam comprometidas. A capacidade de caminhar diminui gradualmente à medida que essas vias de conexão vão sendo destruídas.

O comprometimento precoce do equilíbrio pode ocorrer na doença de Parkinson (*pergunta 17*), quer evolua ou não para a demência, e na Demência com Corpos de Lewy (*pergunta 16*). A Paralisia Supranuclear Progressiva (PSP) e a Degeneração Corticobasal (DCB) também podem comprometer o andar logo no início da doença. Na Demência Vascular, os acidentes vasculares cerebrais matam diretamente as células que controlam o movimento das pernas ou comprometem as vias envolvidas no caminhar. Como resultado, a dificuldade em andar devido a uma doença cerebral vascular geralmente aparece de modo repentino.

A *Hidrocefalia de Pressão Normal* (HPN) causa deambulação instável, incontinência urinária e demência. Muitas vezes, esses sintomas começam dentro de seis meses após o primeiro sintoma. É importante ressaltar que a HPN pode ser tratada se identificada precocemente. Qualquer pessoa que apresente um andar instável no primeiro ano de desenvolvimento de sintomas de demência deve ser avaliada quanto à NPH.

> Qualquer pessoa que apresente um andar instável no primeiro ano de desenvolvimento de sintomas de demência deve ser avaliada quanto à hidrocefalia de pressão normal, que pode ser tratada se identificada precocemente.

7

QUAIS SÃO AS DECISÕES MAIS DIFÍCEIS QUE OS CUIDADORES ENFRENTAM?

93. Estou preocupado com a memória do meu pai. Ele se repete de duas a três vezes a cada hora e, se eu digo que já me contou aquela mesma coisa, ele apenas ignora. Comentei que deveria conversar com o médico sobre isso, mas ele diz que não há nada de errado. O que eu deveria fazer?

A primeira pergunta a ser feita é sobre a periculosidade da situação atual. Se ele ainda estiver dirigindo e já tiver sofrido vários acidentes ou se ele continua se esquecendo de tomar os remédios e já foi hospitalizado por causa disso, haverá uma justificativa moral para que você aja de uma maneira que possa ajudá-lo, mesmo que ele resista.

No entanto, a partir da sua descrição, não parece haver nenhum perigo iminente neste momento. Se isso estiver correto, sugiro que expresse a sua preocupação novamente daqui a um tempo e peça o apoio de suas irmãs e irmãos, caso você os tenha. Talvez ele siga a sua sugestão se várias pessoas expressarem apreensão.

Pode ser útil expressar a sua preocupação de uma maneira que não seja ameaçadora nem ofensiva. Talvez ele se mostre disposto a levantar a questão com o médico, se lhe disser "você faria isso por mim, para que eu não me preocupe? Vou me sentir melhor, mesmo que você esteja certo, e eu errado".

Se ele continuar resistindo e as suas preocupações persistirem, sugiro que, de poucas em poucas semanas, você repita as suas observações e volte a sugerir que ele seja avaliado.

> Ao tentar incentivar as pessoas que acreditam não haver nada de errado com sua memória a serem avaliadas, pode ser útil expressar preocupação de uma maneira que não seja ameaçadora nem ofensiva. Você pode lhes dizer "faria isso por mim, para que eu não me preocupe? Vou me sentir melhor, mesmo que você esteja certo, e eu errado".

94. Atribuído o diagnóstico de demência, a pessoa deveria ser informada sobre isso, mesmo que negue o problema?

O Código de Ética Médica Brasileira expressa que o paciente tem o direito de saber sobre o seu diagnóstico. Isso significa que o médico deveria informar todos os indivíduos sobre seus diagnósticos.

Um terço dos pacientes com doença de Alzheimer não tem consciência de que está passando por problemas (*veja a pergunta 62*). Quando informadas sobre o diagnóstico, muitas dessas pessoas negam ter quaisquer problemas de memória ou de pensamento ou tendem a atribuir quaisquer dificuldades que estejam enfrentando ao envelhecimento normal, com declarações do tipo "sou exatamente como todos os meus amigos".

Uma das maneiras de refletir sobre esse tema é reconhecer que as pessoas têm o "direito de não saber" um diagnóstico. Embora isso seja raro, há quem opte por não saber. Na doença de Alzheimer, porém, quase todas as pessoas que minimizam ou negam ter problemas cognitivos não têm a capacidade de reconhecer suas limitações. Estou convencido de que esse é um sintoma da doença na maioria desses indivíduos, pois o desconhecimento ou a negação do comprometimento da memória é muito menos comum em pessoas com níveis semelhantes de incapacidade causados por outras demências que não a doença de Alzheimer.

Assim que eu diagnostico um quadro de demência, primeiro comunico aos pacientes que estou preocupado com a memória deles e que gostaria de discutir esse assunto em conjunto. Se eles discordarem de que haja um problema de memória ou de pensamento, ou se negarem a existência de qualquer dificuldade, digo a eles algo como "gostaria de dar a minha opinião". Se eles continuarem insistindo que não há nenhum problema e agirem como se não quisessem conversar, então eu paro. Procuro retomar essa discussão na consulta seguinte, mas acredito que seja inadequado forçar uma pessoa a ouvir. Para mim, respeitar os desejos da pessoa é importante e considero sua negação como um sinal de que ela não quer saber ou de que não tem a capacidade de reconhecer o próprio comprometimento.

> Em pessoas com demência, a negação da doença é um sinal de que elas são incapazes de reconhecer os próprios comprometimentos, seja porque a doença bloqueia sua lucidez, seja porque elas não querem saber.

No entanto, se a doença bloquear a capacidade de uma pessoa de reconhecer que está em perigo, o médico tem dever de proteger aquela pessoa. Assim é importante garantir que alguém da família ou um amigo mais próximo seja informado, desde que haja essa possibilidade. Nas raras ocasiões em que não é possível encontrar tal pessoa, ou se o paciente se recusar a permitir que o diagnóstico seja divulgado, é importante fazer uma avaliação da periculosidade de sua situação atual. Se houver perigo — por exemplo, se a pessoa parecer incapaz de tomar os medicamentos prescritos e necessários; se já tiver se perdido ao caminhar ou ao dirigir; ou se parecer correr o risco de ser vítima de algum golpe financeiro —, o Serviço Social e/ou a UBS local para avaliações programadas e visitas domiciliares para orientações e avaliações das condições de vida.

Quase todos os idosos que procuram um médico chegam ao consultório com um acompanhante. Nunca passei pela experiência de o paciente não querer que eu converse com essa pessoa.

95. Meu pai mora sozinho e foi diagnosticado com doença de Alzheimer na semana passada. Até onde sei, ele está bem. A casa está arrumada e ele não perdeu peso. Eu deveria conversar com ele sobre a mudança para um lugar onde ele

possa receber ajuda quando precisar ou deveria esperar até que ele comece a ter problemas?

Já que o seu pai compartilhou o diagnóstico dele com você, parece natural começar perguntando o que ele acha do diagnóstico e como está se sentindo. Falar abertamente sobre um diagnóstico de demência é semelhante a conversar com as pessoas sobre outras doenças clínicas graves, como o câncer. Embora algumas pessoas se preocupem com o fato de piorar as coisas para o paciente caso tragam à tona as notícias ruins, a experiência ensina que a maioria das pessoas aceita dialogar.

Se o seu pai estiver aberto a conversar sobre o diagnóstico que recebeu, eu perguntaria se ele está pensando em suas necessidades futuras, e se já tomou medidas para cuidar disso. Talvez ele o surpreenda e fale sobre planos ou pensamentos dos quais você não tinha conhecimento. Se ele disser que ainda não fez nenhum plano, sugiro perguntar se ele já pensou na papelada — redigir um testamento e constituir instrumentos de procuração permanente. Se ele não tiver feito nenhuma dessas duas coisas e não estiver planejando fazê-las, diga-lhe que gostaria de ajudá-lo a pensar em alternativas ou, se ele assim preferir, ajude-o a encontrar alguém que possa aconselhá-lo.

Se os planos dele parecerem vagos, você poderá apoiá-lo quanto ao que ele já fez até o momento e dizer-lhe que o ajudará a refletir melhor sobre suas preferências para o futuro. Considerando-se que talvez ele não esteja ciente do leque de opções, você pode perguntar se ele está a par das possibilidades.

Se o seu pai não quiser discutir esses assuntos agora, sugiro que você diga que pretende prestar-lhe o auxílio que for necessário, e que os temas serão retomados no futuro. Você pode perguntar se existe alguém com quem ele se sentiria mais confortável para falar sobre isso. Se você for a única pessoa disponível com quem ele pode discutir seus planos, sugiro tentar deixar o assunto em aberto para uma discussão futura, dizendo algo como: "Espero que possamos conversar sobre isso mais tarde".

Para muitas pessoas, abrir mão de uma casa é psicologicamente difícil. A maioria das pessoas tem vínculos emocionais com sua casa e sua vizinhança. Além disso, a mudança pode simbolizar a perda de independência, a perda do que é familiar e a perda de conexão com o próprio passado.

A mudança também gera muitas dificuldades práticas, como perceber as opções disponíveis; analisar questões financeiras complexas; escolher e descartar bens de estimação; encontrar um novo médico; e adaptar-se a um dia com programação definida. Com frequência, as dificuldades e tensões associadas à mudança são amplificadas pelas alterações cognitivas associadas à demência. Alterações na função executiva (*veja as perguntas 8 e perguntas 18*) podem tornar mais difícil fazer escolhas, pensar em termos de futuro e manter as emoções ajustadas à situação. Algumas pessoas receberão de bom grado a ajuda, mas outras resistirão firmemente. Reconhecer abertamente esses obstáculos emocionais, financeiros, práticos e cognitivos pode facilitar a aceitação de ajuda por algumas pessoas.

96. Minha mãe sofre da doença de Alzheimer há seis ou sete anos, e eu fiquei viúva há quase quatro anos. Vejo-a praticamente todos os dias. Na semana passada, pela primeira vez, ela perguntou por que o meu marido não estava indo visitá-la ultimamente e, depois, disse: "Acho que

ele está ocupado no trabalho". Se isso acontecer novamente, eu deveria lhe contar a verdade, que ele morreu há quatro anos, ou apenas concordar com ela?

Você levanta uma questão ética difícil. É correto mentir para uma pessoa com demência?

A maioria das pessoas concorda que mentir é errado, e que dizer a verdade é o modo como desejaríamos agir, especialmente com as pessoas com quem nos preocupamos. O desafio levantado pela demência é que o que é verdadeiro para a pessoa com demência não é, necessariamente, verdadeiro para mais ninguém. O que deveria ser feito quando as pessoas acreditam equivocadamente que seus pais estão vivos, que alguém virá buscá-las e levá-las para casa, ou que os familiares não as visitam?

Na maioria das vezes, esse problema surge depois de alguém ter contado a verdade e ter sido recebido com descrença ou desconforto, pois a pessoa com demência não sabia que uma pessoa que ela amava havia morrido; que ela, agora, vive em uma instituição, e não mais em sua casa; ou que um familiar havia feito uma visita algumas horas antes. Se a pessoa com demência ainda não tiver sido informada da verdade, acredito que isso deveria ser feito. A resposta dela pode nos surpreender.

O verdadeiro desafio, aqui, é: devemos aceitar a verdade de quem? Infelizmente, o paciente não consegue se lembrar do que todas as outras consideram verdadeiro; portanto, para ele, nenhum visitante apareceu, seus pais ainda estão vivos e alguém lhe roubou dinheiro. Se ele não tem a capacidade de conhecer a verdade, então corrigi-lo ou "dizer-lhe a verdade", que é o instinto de muitas pessoas, não lhe trará benefícios. É uma situação bastante desalentadora, porque significa que a pessoa com demência é

> Se a pessoa com demência não tem a capacidade de conhecer a verdade, então corrigi-la ou dizer-lhe a verdade, que é o instinto de muitas pessoas, não lhe trará benefícios.

incapaz de fazer o luto pela perda de entes queridos ou de aceitar a dificuldade envolvida em mudar de casa.

Pelo fato de o indivíduo com a doença de Alzheimer não ter a capacidade de assimilar o que todos reconhecem ser verdadeiro, concluo que é melhor que os outros procurem ver o problema sob a perspectiva dele. Isso significa aceitar que a pessoa não consegue saber o que sabemos, e que não consegue se beneficiar do que reconhecemos ser a verdade. De fato, a verdade dela, para ela, é a verdade.

Algumas pessoas insistem em chamar isso de "inventar uma história", "contar uma mentirinha" ou "entrar no mundo deles", em vez de usar a palavra "mentir". Acredito que seja importante reconhecer para nós mesmos que estamos mentindo quando dizemos inverdades, como: "a sua mãe foi visitar os pais e voltará na segunda-feira", ou "entendo o quanto você deve estar se sentindo sozinha, pois ninguém veio visitá-la ultimamente. Vou tentar conversar com a sua família para que eles a visitem com mais frequência". Acredito que reconhecer para nós mesmos que estamos mentindo diminui a probabilidade de que a mentira se expanda para outras áreas da nossa vida. Se nos sentimos mal, mas sabemos que é a coisa certa a se fazer para o bem da pessoa com demência, então é mais provável que permaneçamos fiéis à nossa aversão à mentira.

Esse é o tipo de problema para o qual não existe uma resposta certa. Conversar com outras pessoas que passaram por experiências semelhantes, como profissionais que tenham acompanhado outras pessoas em tais circunstâncias ou membros de um grupo de apoio, e usar a pessoa com demência como bússola para o que seria correto fazer, pode ser útil na hora de decidir como lidar melhor com essas situações delicadas.

97. O que posso dizer quando o meu marido reclama que não o visito há semanas, quando, na verdade, estive com ele pelo menos uma vez por dia nos últimos seis meses?

Certamente, seria apropriado dizer: "talvez você não se lembre, pois está tendo problemas com a sua memória, mas eu estive aqui ontem". Meu palpite é o de que essa informação poderá provocar três resultados distintos: ele ficará contrariado; ele se sentirá repreendido; ou não se convencerá de que você vem fazendo visitas regularmente. Se isso não o ajudar, acho mais reconfortante que você diga: "tentarei melhorar", ou "pretendo vir aqui todas as tardes nas próximas semanas".

Às vezes, vale a pena reconhecer os sentimentos que estão por trás de uma afirmação desse tipo, mas existe o risco de que isso também o deixe perturbado. Você poderia observar o que vai acontecer se disser: "sei que está se sentindo sozinho. Quer conversar sobre isso?", e veja qual será o resultado.

Corrigi-lo também não adianta nada, pelo menos sob a perspectiva dele. Apenas reforça os impedimentos que a doença já lhe causou, e não representa uma solução. Acredito que a sua intenção seja mostrar, direta ou indiretamente, o seu amor e o seu apoio, e fazê-lo saber que ele não está sendo abandonado. É evidente que você não está abandonando o seu marido, mas, por causa do comprometimento da memória, ele não consegue lembrar que costuma visitá-lo regularmente, nem que ele gosta das suas visitas enquanto você está presente, nem que ele sofre de um distúrbio de memória.

> Às vezes, vale a pena reconhecer os sentimentos que estão por trás das afirmações inexatas de uma pessoa com demência.

98. Minha mãe está com quase 80 anos e foi diagnosticada com doença de Alzheimer há cinco ou seis anos. Muitos de seus amigos e parentes estão morrendo, e não tenho certeza se eu deveria contar quando alguém de quem ela era próxima morre. A minha irmã e o meu pai dizem que ela tem o direito de saber, e que contar é o melhor para ela. O que você acha?

Os motivos para compartilhar notícias ruins incluem permitir o início do processo de luto, oferecer apoio, e dividir memórias e planos. Como a sua mãe reagiu até agora, quando foi informada sobre a morte de amigos e familiares? Ela ficou chateada e incapaz de falar ou relembrou o passado e expressou seus sentimentos? Se ela não for prejudicada pela discussão, então contar-lhe é razoável, desde que você entenda que há uma boa chance de ela não se lembrar de que a pessoa morreu. Se ela não conseguir se lembrar da morte, não conseguirá fazer o luto pela perda.

Se ela falar repetidamente sobre pessoas que já morreram como se estivessem vivas, então não vejo nenhum benefício em lembrá-la de que a pessoa está morta. Uma reação melhor poderia ser perguntar à sua mãe sobre as lembranças que ela tem da pessoa falecida, e conversar sobre as lembranças que vocês guardam daquela pessoa. Se parecer apropriado, você pode mencionar que sente falta da pessoa.

Embora eu prefira pecar pelo excesso de compartilhamento de notícias, só é apropriado fazê-lo caso o paciente não seja prejudicado, ainda que em curto prazo.

99. Quem tem o poder de decidir que uma pessoa é incapaz de tomar suas próprias decisões de saúde?

Como regra geral, "incompetência" é um termo jurídico cujo significado implica a determinação, por um juiz, de que uma pessoa não tem a capacidade de tomar decisões, seja temporária ou permanentemente. Embora apenas um juiz tenha o poder de retirar a liberdade de um adulto de fazer escolhas por si mesmo, todas as jurisdições possuem regras que também permitem que médicos, psicólogos e outros profissionais de saúde mental determinem que uma pessoa não tem mais a capacidade de tomar decisões importantes.

Um dos motivos pelos quais as procurações permanentes para finanças e saúde (*veja a pergunta 59*) são tão pertinentes é que elas fornecem os meios para que uma pessoa especifique, enquanto tem a capacidade de fazê-lo, quem deveria representar suas vontades se ela se tornar incompetente. Muitas jurisdições propiciam outras maneiras, como listas juridicamente vinculativas, pelas quais as pessoas podem indicar quais tratamentos médicos desejariam receber caso venham a se tornar incompetentes.

100. Como é possível decidir quando uma pessoa com demência e recentemente diagnosticada com uma doença terminal deve ser tratada?

Se o paciente for competente para tomar decisões sobre seus cuidados médicos, então o fato de ele ter demência não é relevante. Todos os adultos em tal circunstância deveriam tomar suas próprias decisões. Se a pessoa não for competente e possuir uma procuração permanente para saúde, então o responsável por tomar as decisões em seu nome deveria identificar, com base na antecipada de vontade ou testamento vital, se a pessoa expressou claramente seus desejos. Se assim for, então seu desejo prévio, de modo geral, deveria ser seguido. Se não houver menção explícita sobre o tratamento de uma doença terminal e o responsável por tomar as decisões não tiver conhecimento direto do que a pessoa gostaria que fosse feito, então o responsável pela tomada de decisões deveria tentar determinar, com base nos valores daquela pessoa antes do adoecimento, o que ela teria desejado se tivesse sido capaz de tomar a decisão.

101. Minha mãe tem doença de Alzheimer há quase nove anos, não consegue mais falar nem se alimentar, perdeu 5,5 kg em quatro meses, e empurra as pessoas quando elas tentam alimentá-la. O médico nos perguntou se queremos colocar um tubo de alimentação. Sou sua procuradora permanente para saúde. Que conselho você poderia me dar?

Essa é uma questão moralmente desafiadora, porque vai além de uma decisão médica. Para muitas pessoas, alimentar aqueles que não conseguem se alimentar é um valor humano básico. Por outro lado, não está suficientemente claro que os tubos de alimentação ofereçam algum benefício de saúde para pessoas com demência avançada.

Pela sua descrição, depreendo que sua mãe seja incapaz de dar consentimento; portanto, a decisão recai sobre você como sua procuradora permanente. Se a sua mãe tiver indicado quais seriam os desejos dela em um instrumento de procuração ou testamento vital, ou teve uma conversa, quando ainda competente, com você, então tais desejos deveriam ser seguidos.

Se ela nunca tiver indicado o que gostaria que fosse feito, considere os seguintes fatos médicos. Primeiro, em pessoas com demência avançada, os tubos de alimentação não prolongam a vida nem impedem a pneumonia (*veja a pergunta 37*). Segundo, os tubos de alimentação de Gastrostomia Endoscópica Percutânea (GEP), colocados através da parede abdominal diretamente no estômago, são desconfortáveis para algumas pessoas, fazendo com que elas puxem constantemente o tubo. Terceiro, os tubos de alimentação privam as pessoas do prazer de saborear e de comer, a menos que também consigam ingerir algum alimento ou líquido por via oral.

Mesmo que ela não tenha expressado um desejo específico sobre essa circunstância, talvez você consiga deduzir o que ela teria decidido, com base em seus valores ao longo da vida e nos fatos médicos. Para muitas pessoas solicitadas a tomar essa decisão em nome de outras, a questão mais desafiadora é saber se a pessoa por quem a decisão está sendo tomada irá sofrer. Não há resposta científica para essa pergunta, mas já passei por essa experiência com vários pacientes com demência em estágio terminal, e faço as seguintes observações. As pessoas que perdem peso por causa da demência o fazem ao longo de meses, isto é, gradualmente. Se a ingestão de líquidos não for adequada, elas se desidratam aos poucos, mas não parecem sedentas nem desconfortáveis. Além disso, já conversei com pessoas sem nenhum impedimento cognitivo que se recuperaram de um quadro de desidratação, e elas não se lembravam de sentir sede. Essas observações me levam a concluir que pessoas que gradualmente perdem peso e ficam desidratadas não sofrem nenhum desconforto.

Você não deveria se sentir estimulada a tomar uma decisão precipitada. Discuta as questões com outros membros da família, fale abertamente sobre quaisquer dificuldades que você esteja tendo para tomar a decisão, e seja transparente sobre os seus sentimentos. Sinta-se à vontade para conversar com pessoas que possam ajudar, como o médico, o clérigo e os amigos dela que já tenham passado pela mesma situação.

Primeira edição (março/2021)
Papel de Capa Cartão 250g
Papel de Miolo Pólen Bold 70g
Tipografias Arnhem, Museo e Vision
Gráfica LIS